★歯医者さん・口腔外科で治せる病気①

なかなかとれない鼻・顔・頭の痛み
原因はお口のなかにあった？？

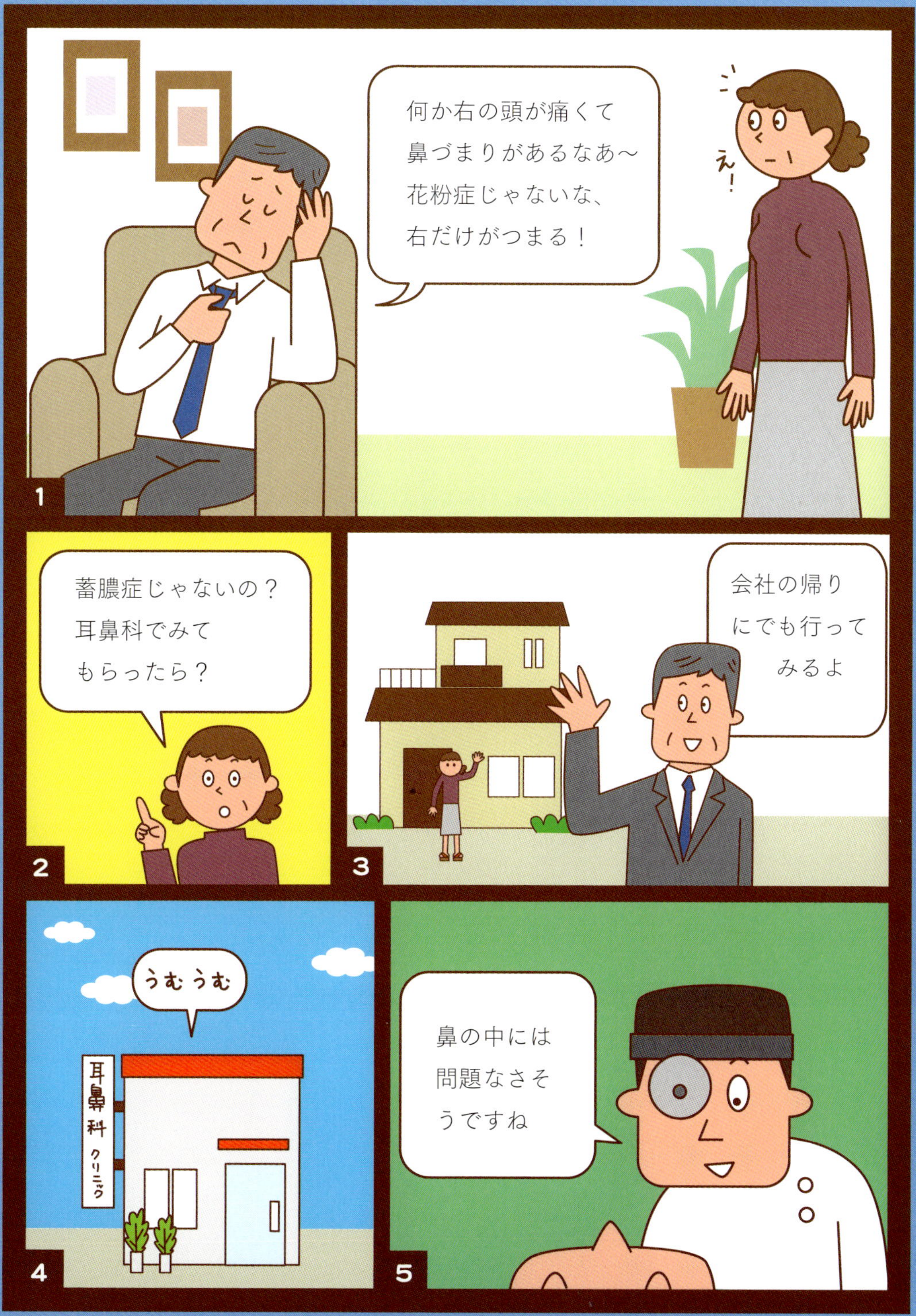

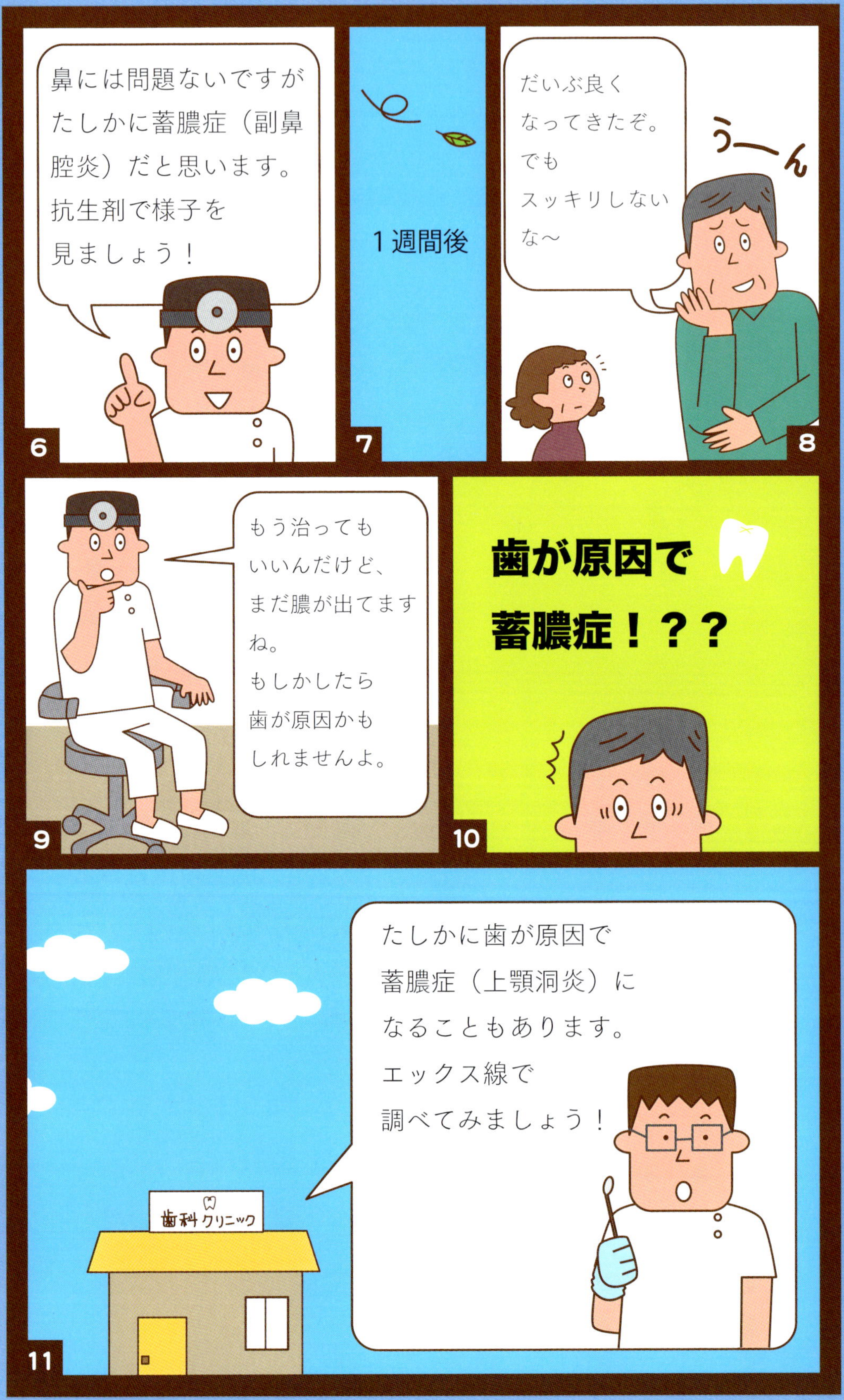
鼻には問題ないですがたしかに蓄膿症（副鼻腔炎）だと思います。抗生剤で様子を見ましょう！
1週間後
だいぶ良くなってきたぞ。でもスッキリしないな～
うーん
もう治ってもいいんだけど、まだ膿が出てますね。もしかしたら歯が原因かもしれませんよ。
歯が原因で蓄膿症！？？
たしかに歯が原因で蓄膿症（上顎洞炎）になることもあります。エックス線で調べてみましょう！
歯科クリニック

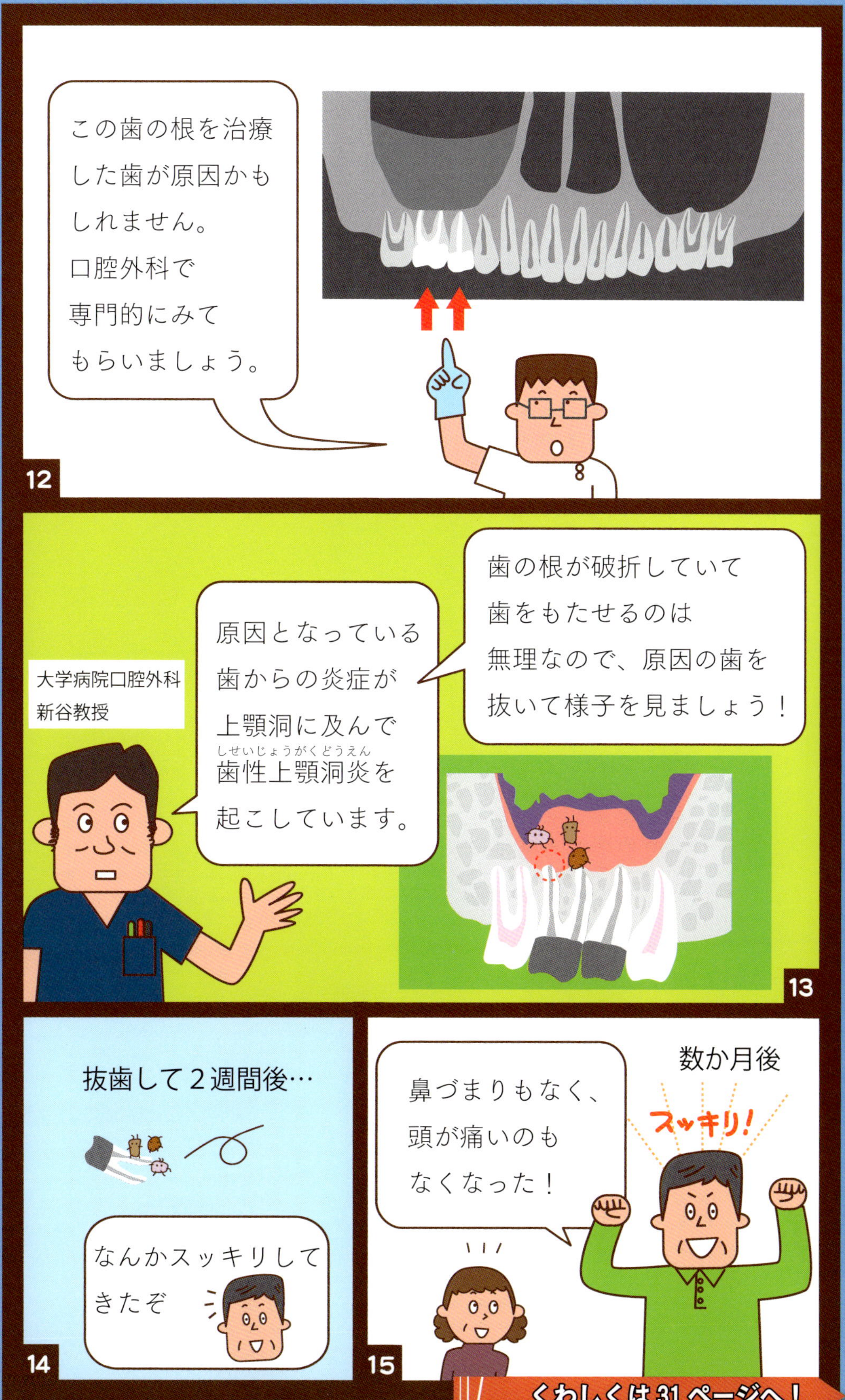

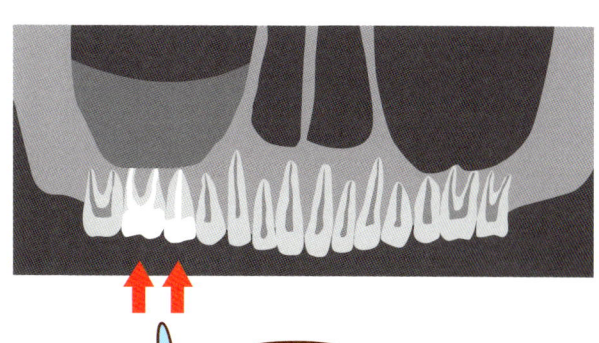

くわしくは31ページへ！

★歯医者さん・口腔外科で治せる病気②

首からあごの下のあたりが痛むのは口の中に石ができていたから？？

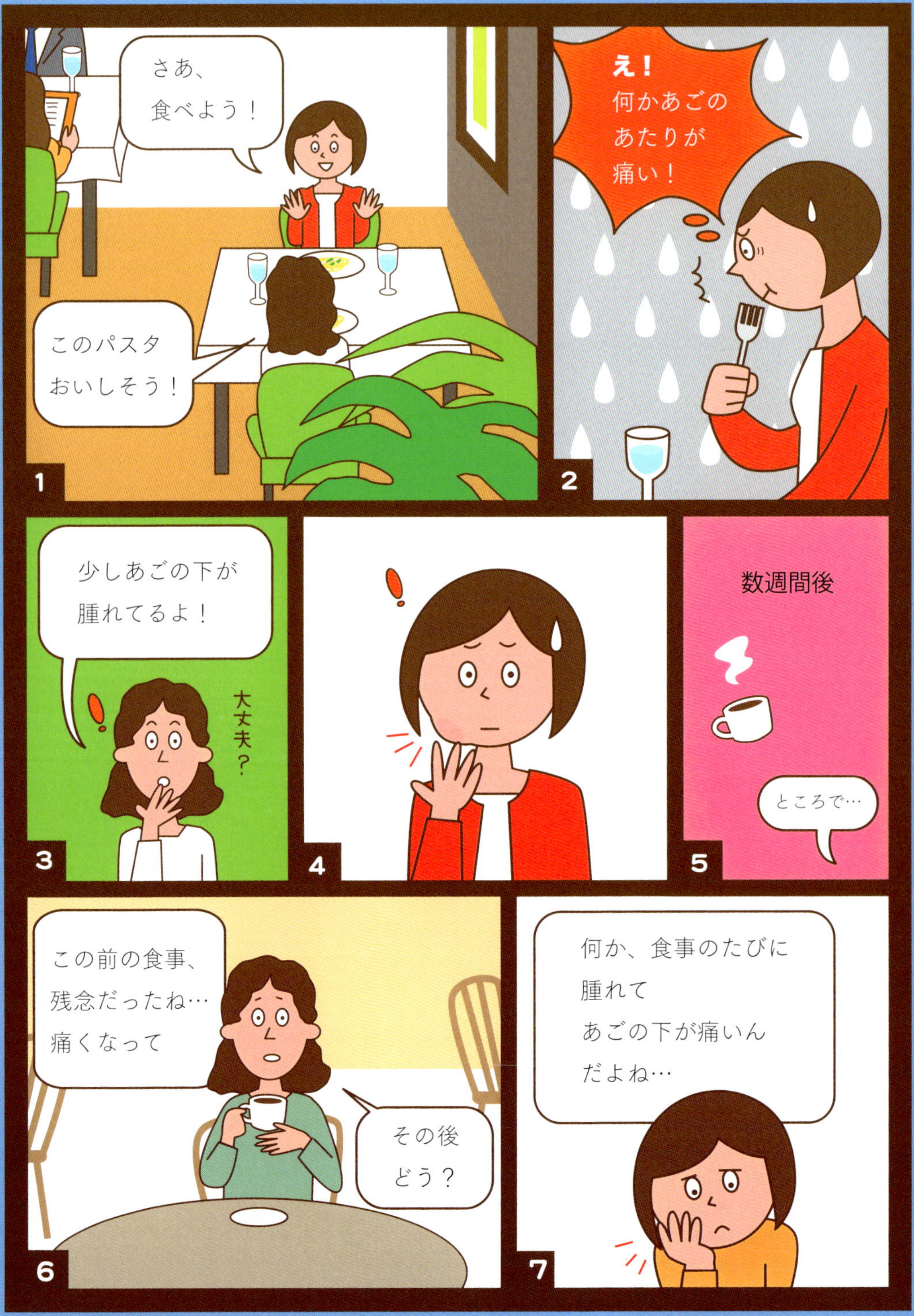

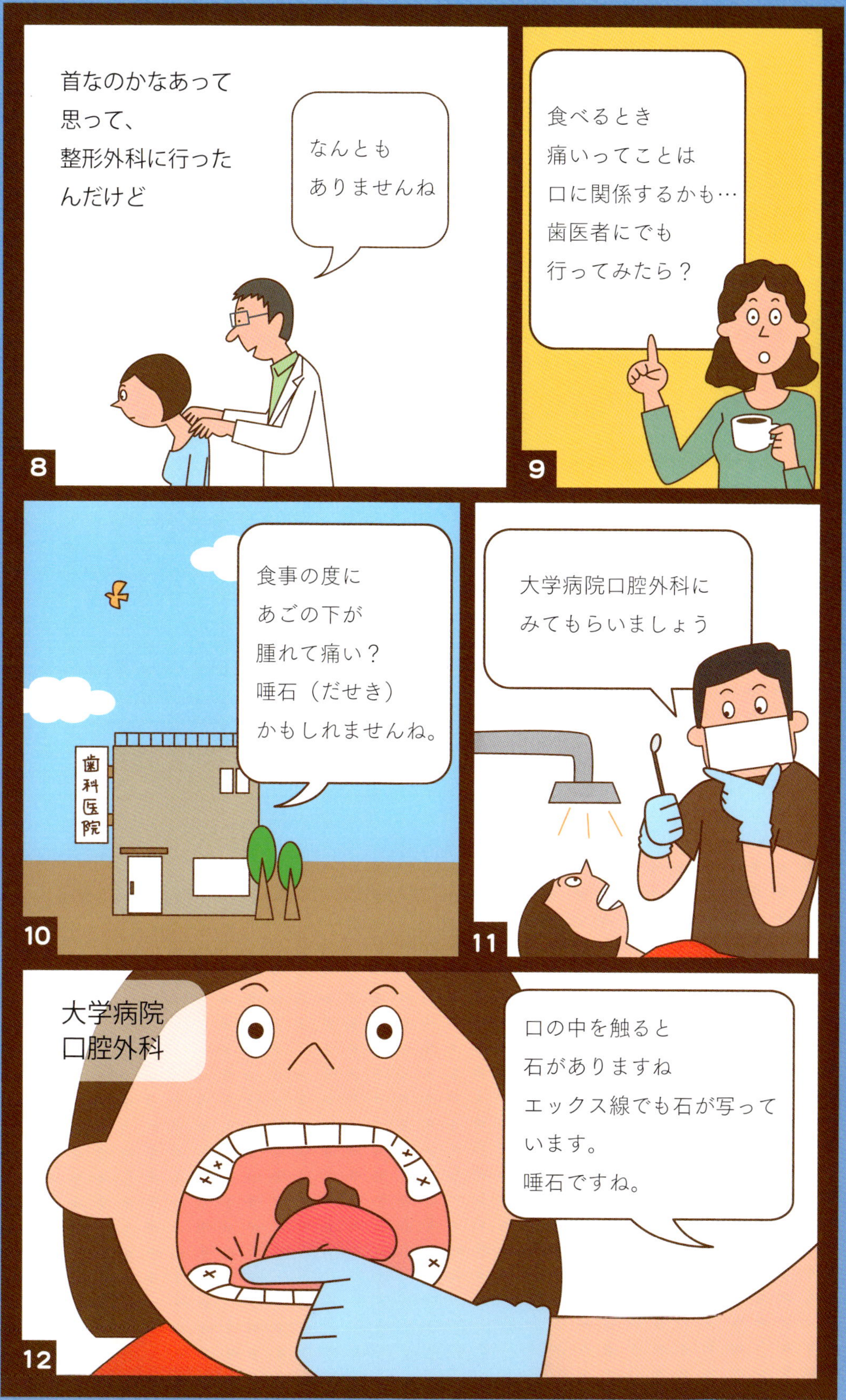
8
首なのかなあって
思って、
整形外科に行ったんだけど
なんとも
ありませんね
9
食べるとき
痛いってことは
口に関係するかも…
歯医者にでも
行ってみたら？
10
歯科医院
食事の度に
あごの下が
腫れて痛い？
唾石（だせき）
かもしれませんね。
11
大学病院口腔外科に
みてもらいましょう
12
大学病院
口腔外科
口の中を触ると
石がありますね
エックス線でも石が写って
います。
唾石ですね。

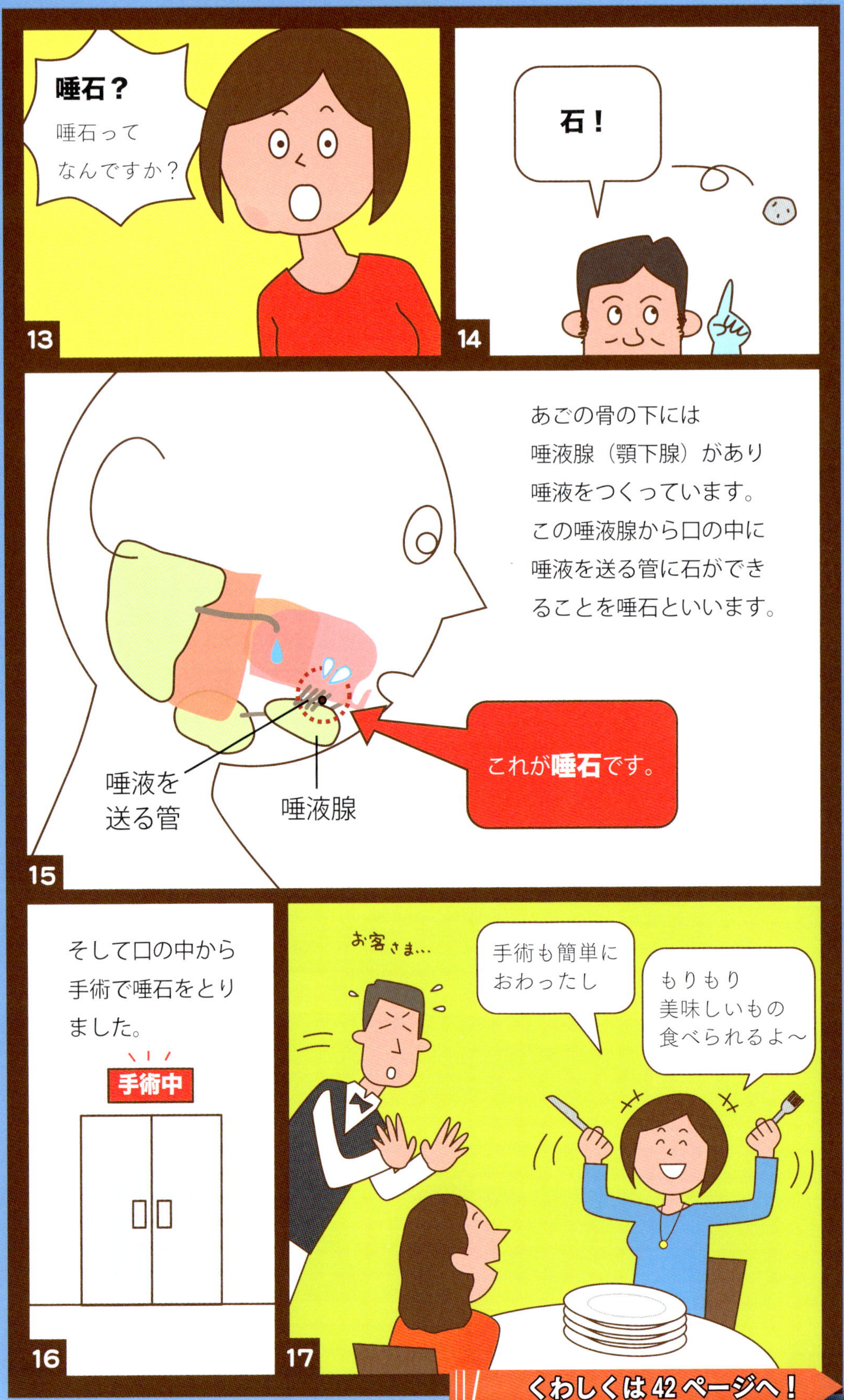

くわしくは42ページへ！

★歯医者さん・口腔外科で治せる病気③

2週間治らない白い口内炎は 癌になる可能性があるってホント？

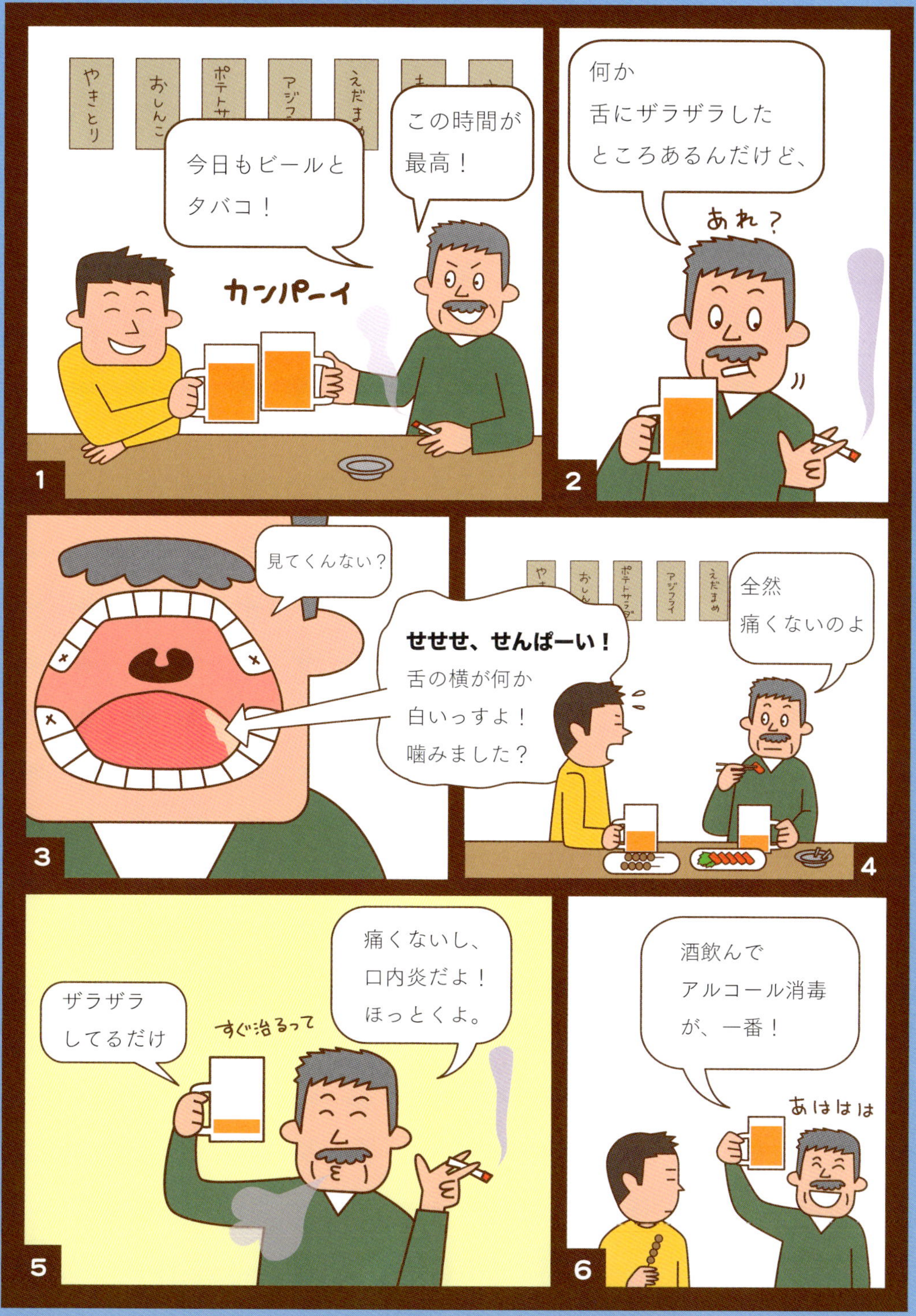

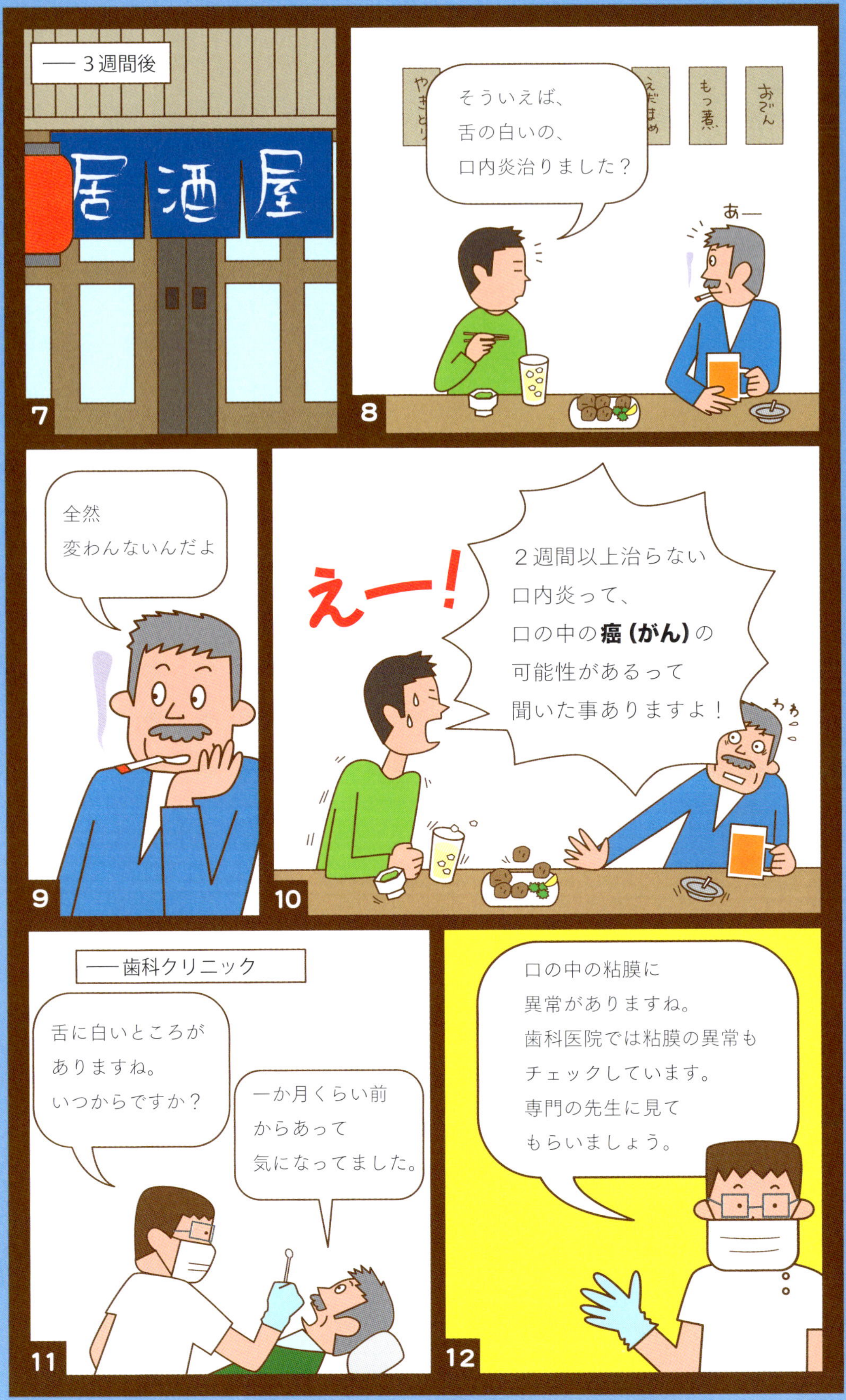
― ３週間後
居酒屋
もつ煮
おでん
そういえば、舌の白いの、口内炎治りました？
あー
全然変わんないんだよ
えー！
２週間以上治らない口内炎って、口の中の**癌（がん）**の可能性があるって聞いた事ありますよ！
― 歯科クリニック
舌に白いところがありますね。いつからですか？
一か月くらい前からあって気になってました。
口の中の粘膜に異常がありますね。歯科医院では粘膜の異常もチェックしています。専門の先生に見てもらいましょう。

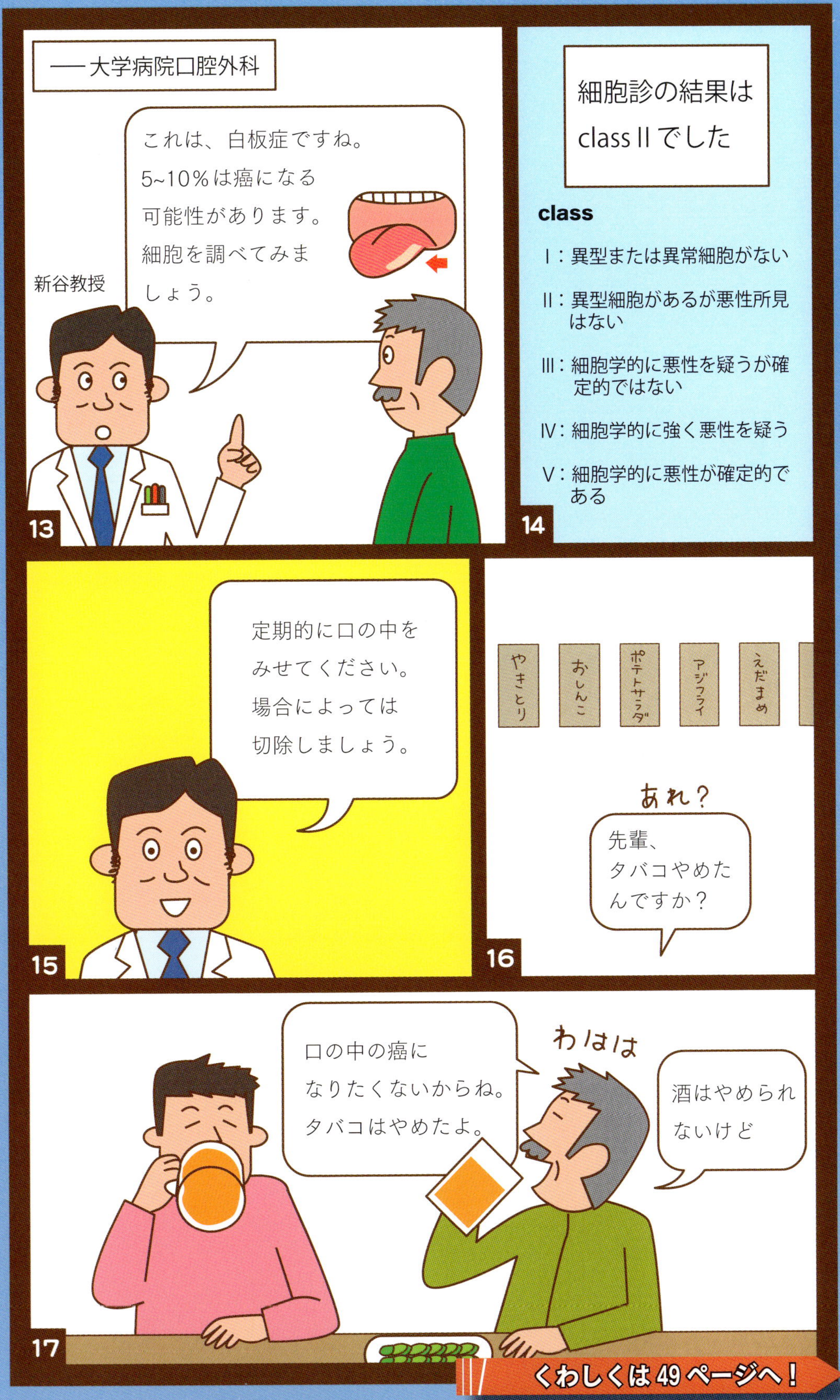

くわしくは49ページへ！

★歯医者さん・口腔外科で治せる病気④

消えたり現れたりする不思議な くちびるのできものの原因は？

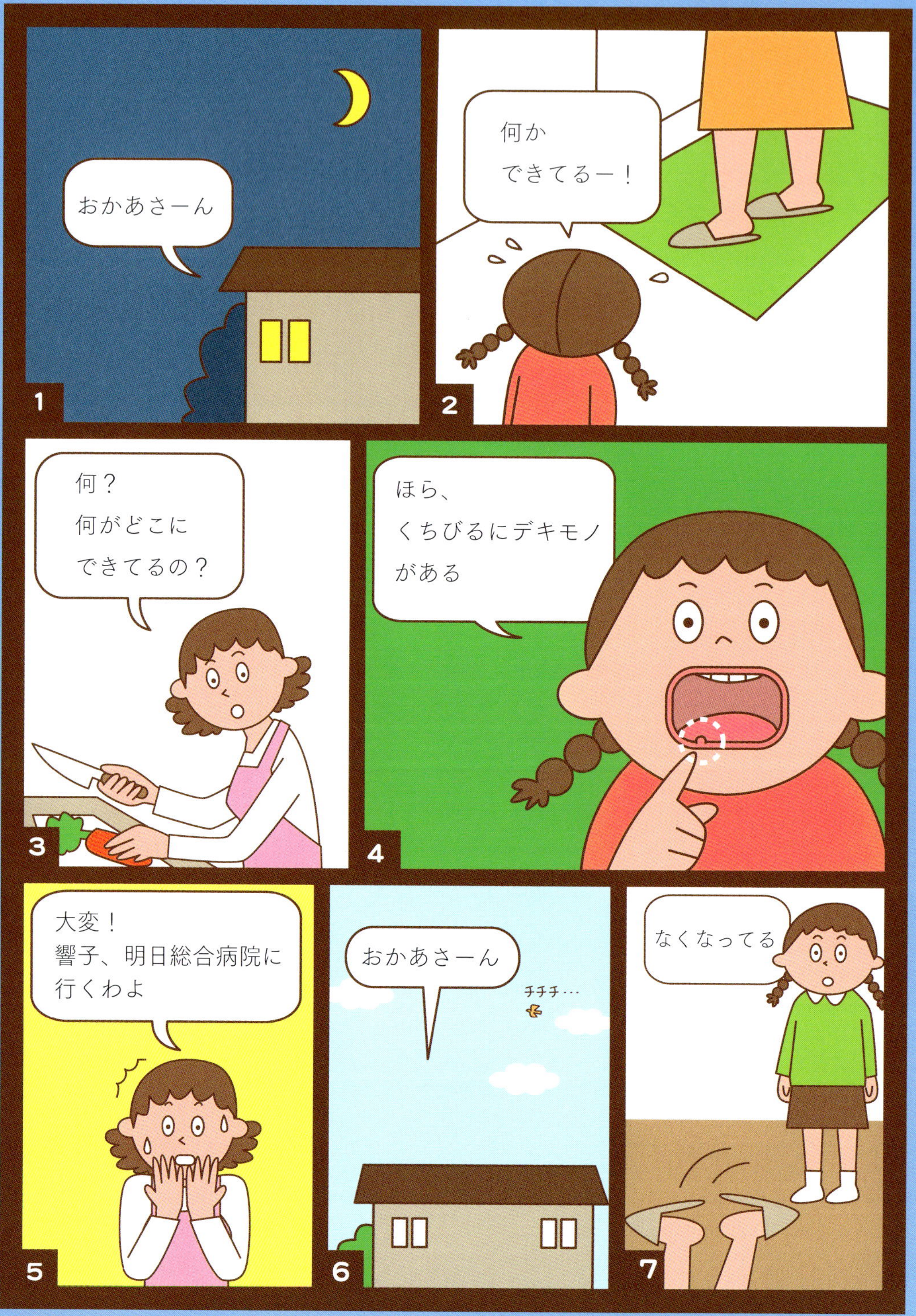

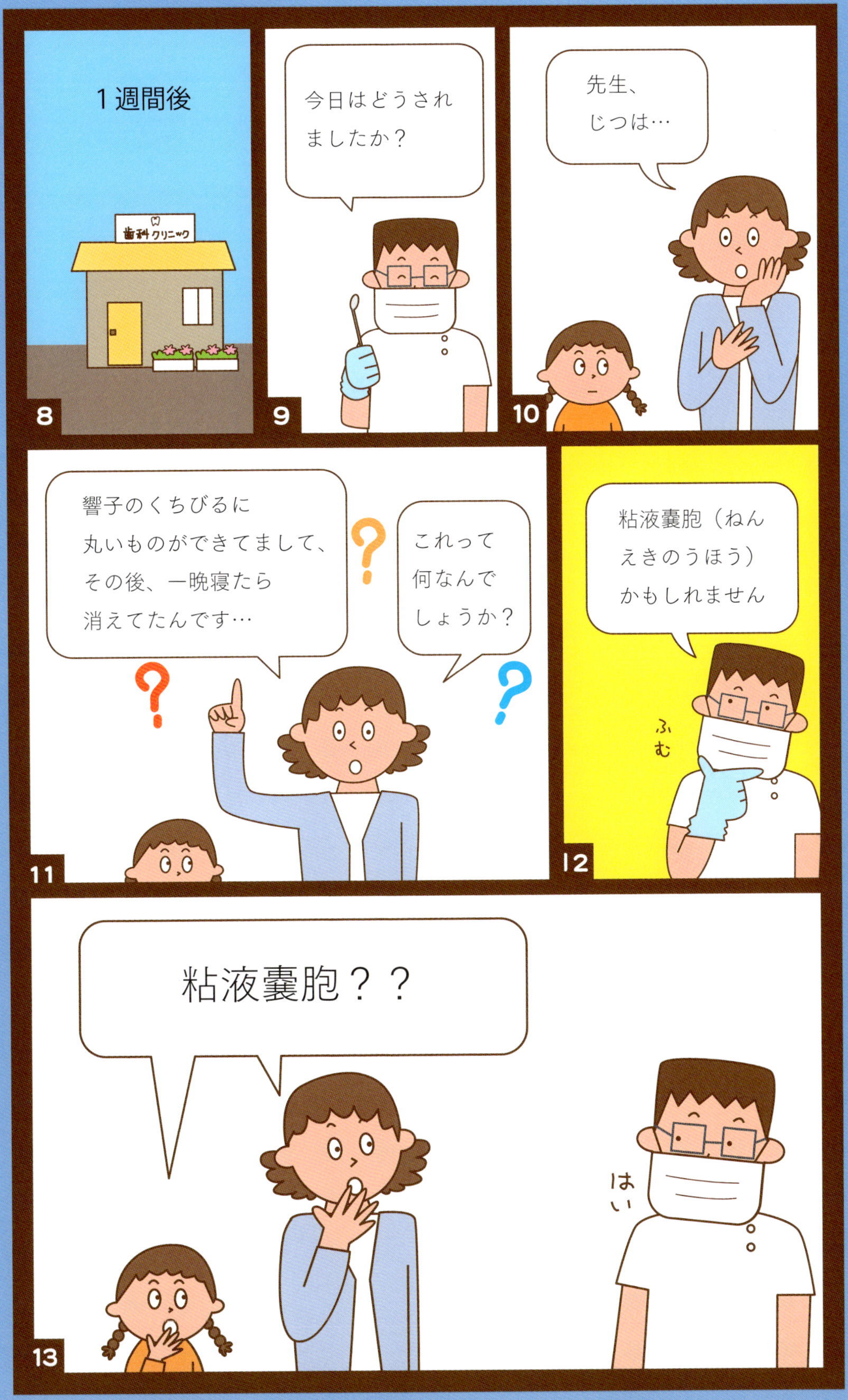
1週間後
歯科クリニック
8
今日はどうされましたか？
9
先生、じつは…
10
響子のくちびるに丸いものができてまして、その後、一晩寝たら消えてたんです…
これって何なんでしょうか？
11
粘液嚢胞（ねんえきのうほう）かもしれません
ふむ
12
粘液嚢胞？？
はい
13

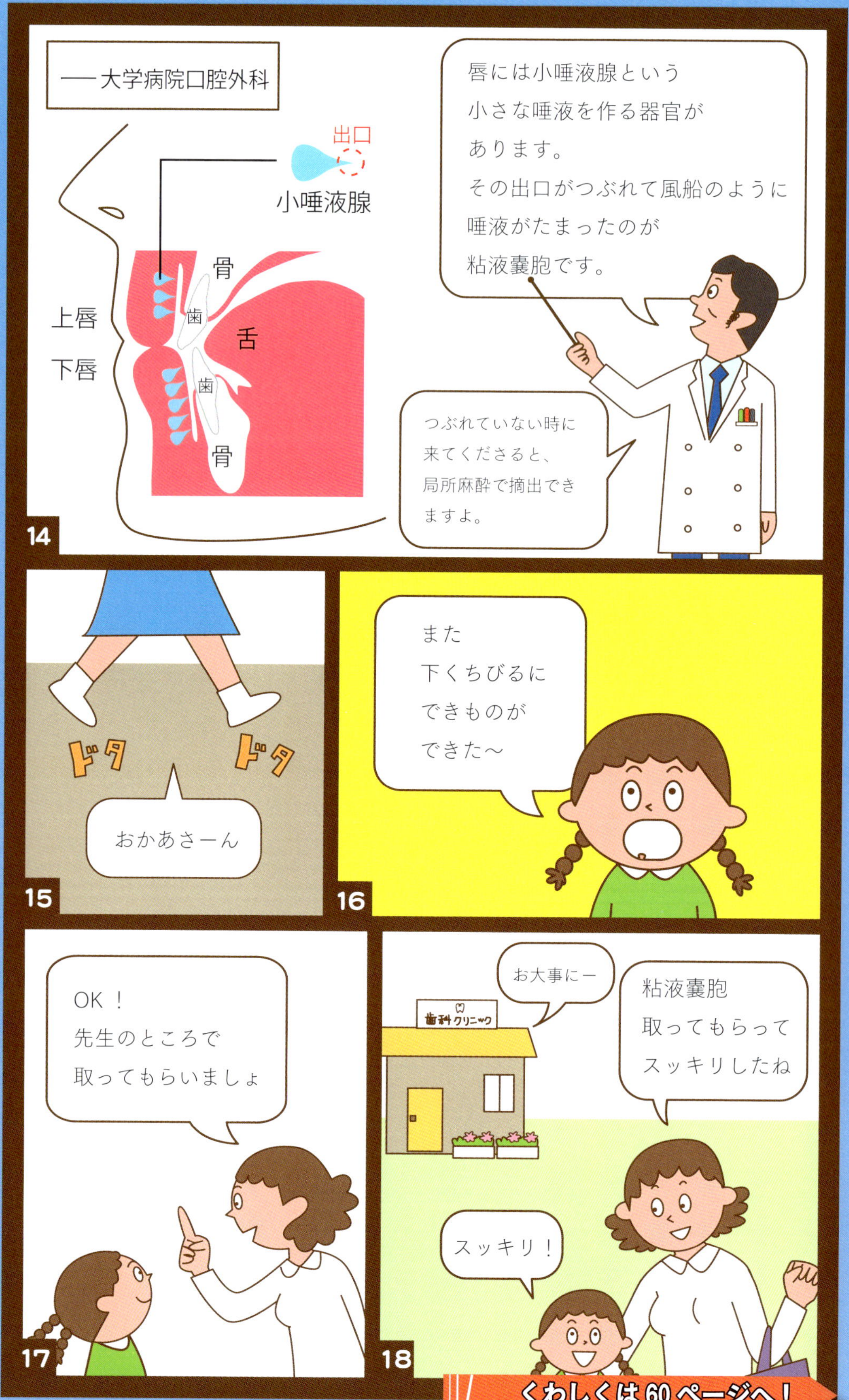

くわしくは60ページへ！

★歯医者さん・口腔外科で治せる病気⑤

治したはずのむし歯なのに あごの骨を溶かす？？

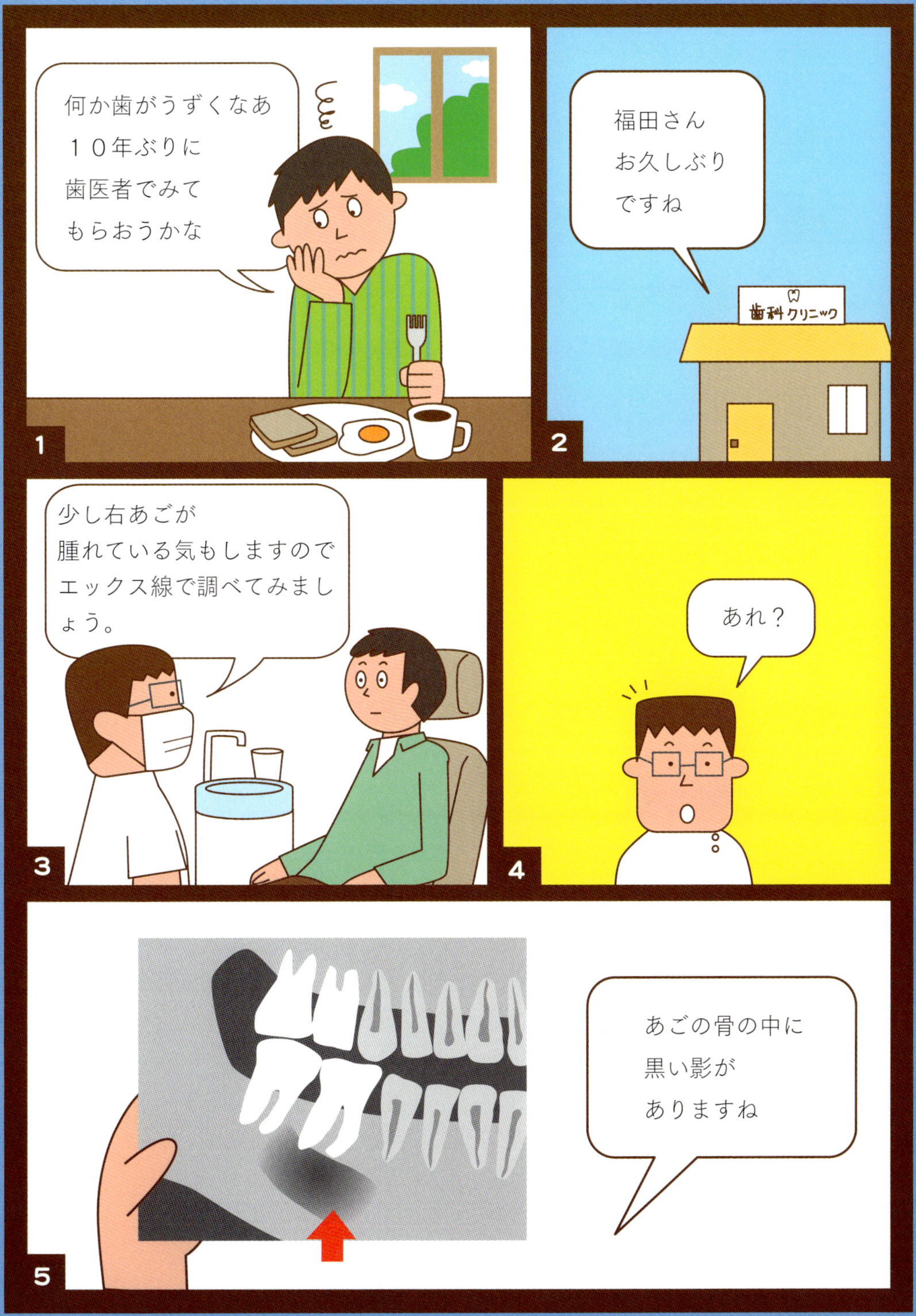

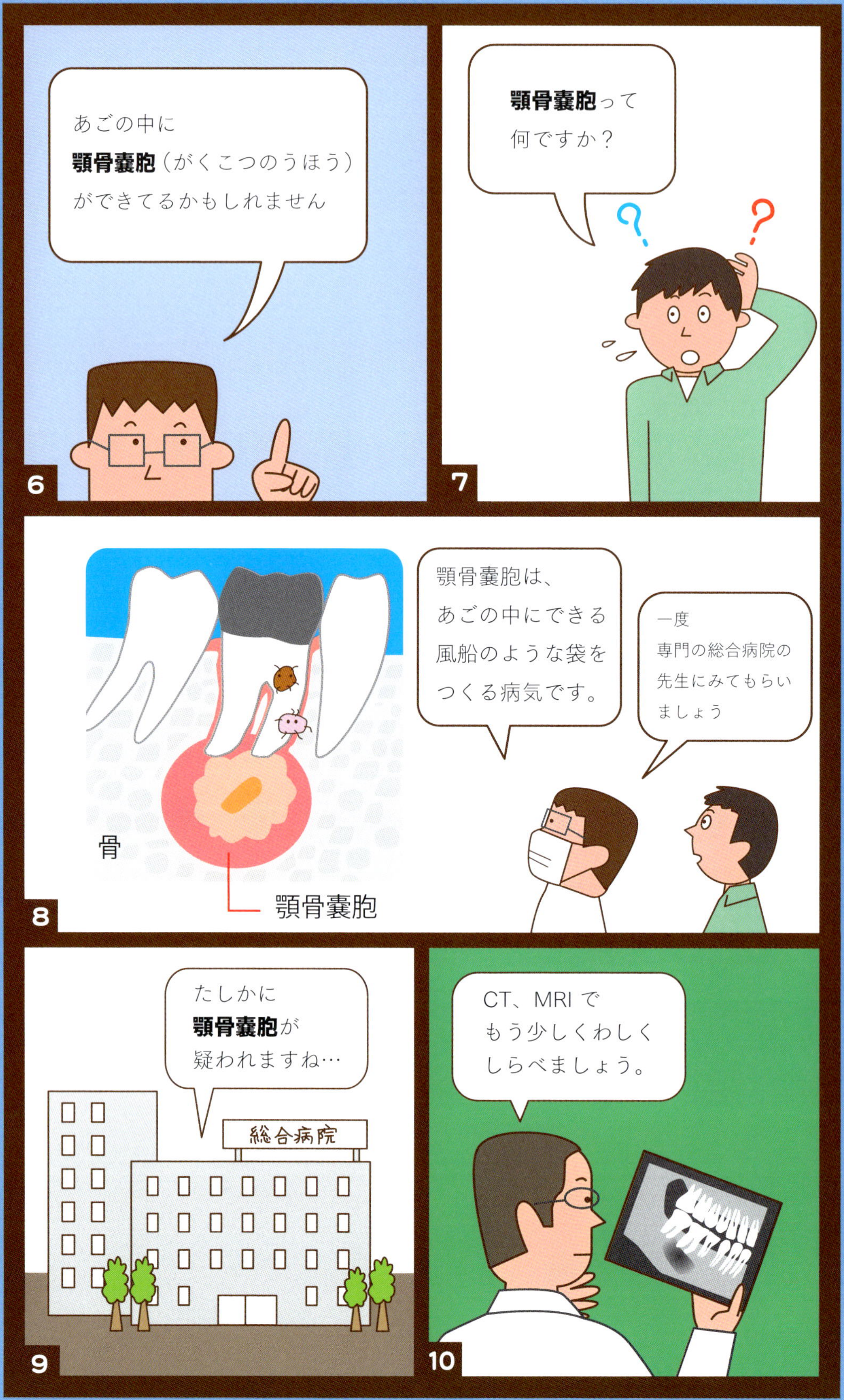
6
あごの中に
顎骨嚢胞（がくこつのうほう）
ができてるかもしれません
7
顎骨嚢胞って
何ですか？
8
骨
顎骨嚢胞
顎骨嚢胞は、
あごの中にできる
風船のような袋を
つくる病気です。
一度
専門の総合病院の
先生にみてもらい
ましょう
9
たしかに
顎骨嚢胞が
疑われますね…
総合病院
10
CT、MRI で
もう少しくわしく
しらべましょう。

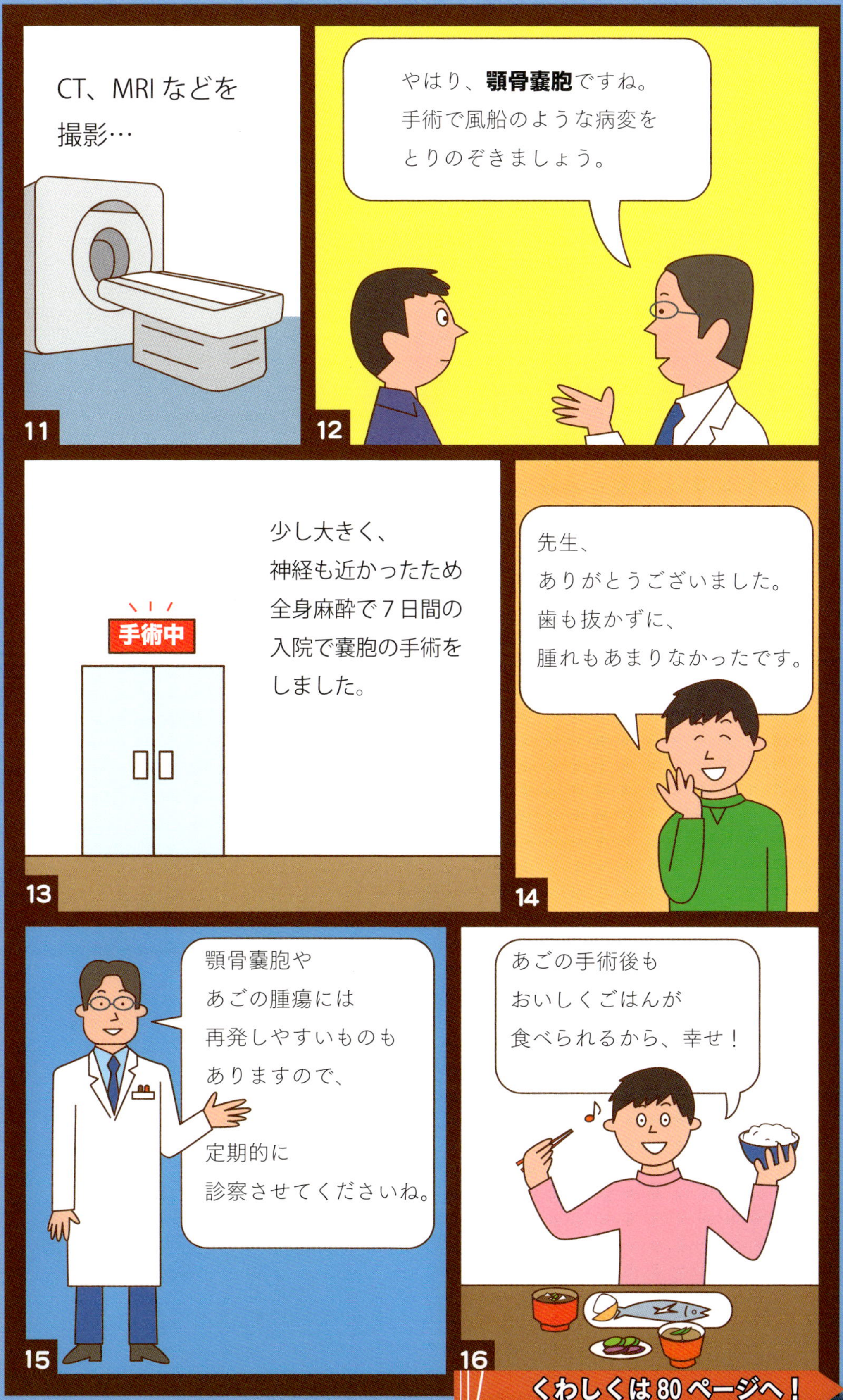

くわしくは80ページへ！

あなたにもあるかもしれない！

お口の病気がわかる事典

実は歯医者さんで治療・相談できるんです

新谷　悟
昭和大学歯学部顎口腔疾患制御外科学講座・主任教授
著

クインテッセンス出版株式会社　2013

Tokyo, Berlin, Chicago, London, Paris, Barcelona, Istanbul, Milano, São Paulo, Moscow, Prague, Warsaw, Delhi, Beijing, Bucharest, and Singapore

本書の主旨と使いかた

この本の主旨　この本は、歯科医院での待ち時間などに患者さんに読んでいただき、むし歯・歯周病以外のお口の病気にも関心をもってほしいと思い執筆いたしました。口の中には、いろいろな病気ができます。歯科医師の先生方は、歯学部の6年間の教育のみならず、毎日の臨床や研修会などで、専門家としての知識や診断能力を十分身につけています。一方で、患者さんにとって歯科医院は歯を治すところで、口の中やあごに異常があった場合にどこに行って相談したらよいのかわからないと思われている方も多いと聞きます。本書をご覧になっていただいて、口やあごの不具合や、なにか異常を感じたときに相談するのは口の専門家である歯科医師であることを、一人でも多くの方に知っていただき、そして、口の病気が少しでも早く見つかって、適切な治療によって、多くの方が口の病気で困ることがないようになることを願っております。

この本はどう見るの？　本書は、口の中にできる病気や、歯や口の中のいろいろな器官が原因で起こる病気について、わかりやすく解説しています。口やあご、顔に何か気になることができたときに、本書を手にとっていただき、まず「病気マップ」(次ページから)で、気になる症状と同様の症状があるかどうかを調べていただき、そこから、詳しい解説のページを読んでいただければお役に立てるように構成しています。

また、口の中の病気にどのようものがあるのか、こんな症状が現れたときには歯医者さんで相談したらよい、ということがわかっていただければ幸いです。

病気マップ(次ページ)の使い方は？　病気マップは、大きく「顔」、「口」、「あごの骨の中」に分かれています。この病気マップには、症状が現れる場所や症状の内容を示しています。

同じような症状が、ご自身に当てはまるような場合には、解説のページを読んでいただければ、より詳しくどのような病気か、どのように治療するか、具体的にどこを受診したらよいのかなどについてわかっていただけると思います。

2013年5月

新谷　悟

昭和大学歯学部顎口腔疾患制御外科学講座・主任教授

1 顔の病気マップ

お口の病気が原因で、顔に出る症状を示しています。当てはまる症状があったら、26ページからの病気のくわしい解説をよくチェックしましょう！

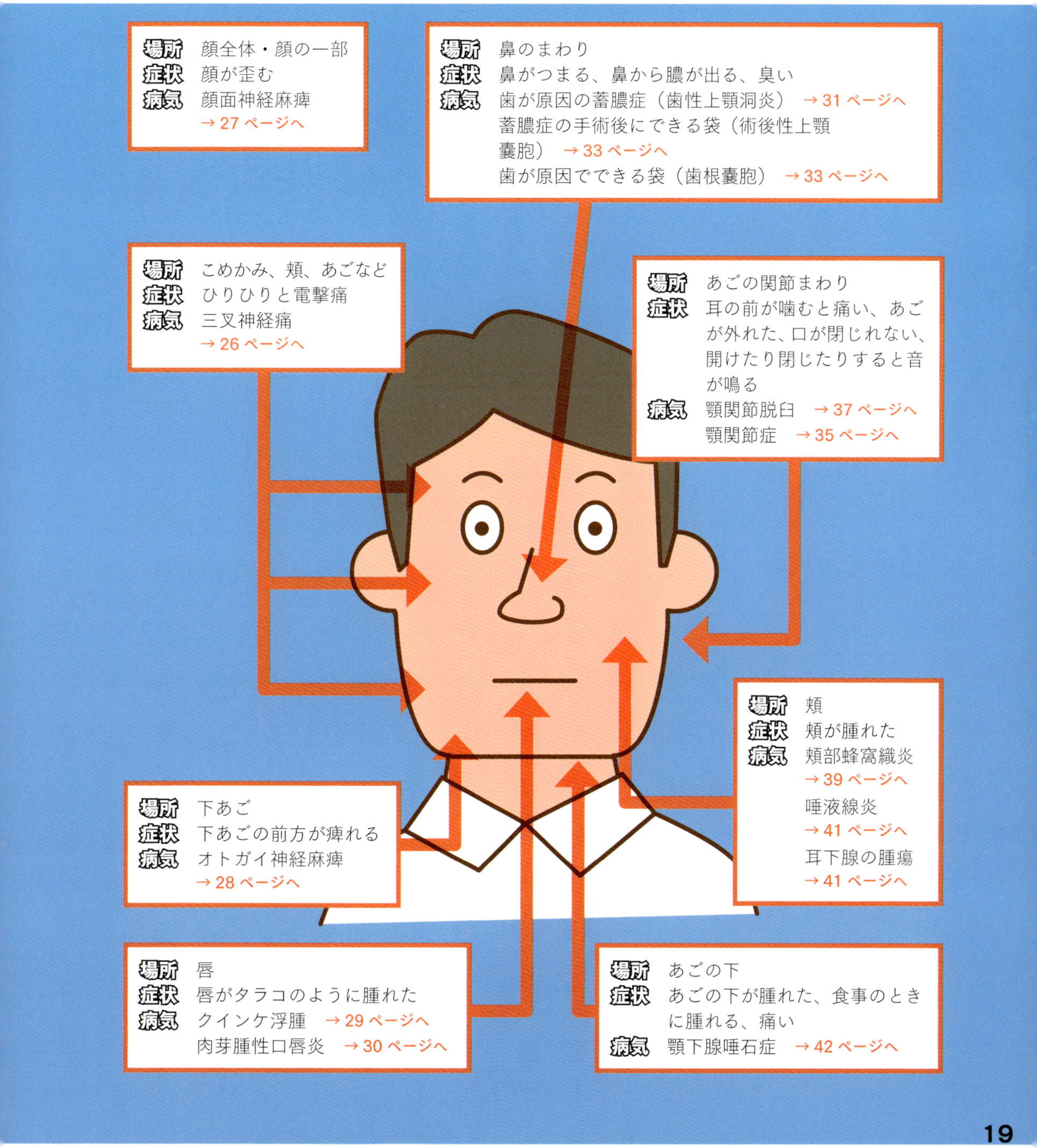

2 口の中の病気マップ

お口の中に出る症状を示しています。当てはまる症状があったら、44ページからの病気のくわしい解説をよくチェックしましょう！

場所 歯ぐき（歯肉）
症状 腫れた
病気 歯槽膿漏・エプーリス
→ 62 ページへ
歯肉癌　→ 63 ページへ

場所 歯ぐき（歯肉）、口の中の粘膜など
症状 口の中に黒いふくらみがある
病気 ほくろ・着色・血腫・悪性黒色腫
→ 46 ページへ

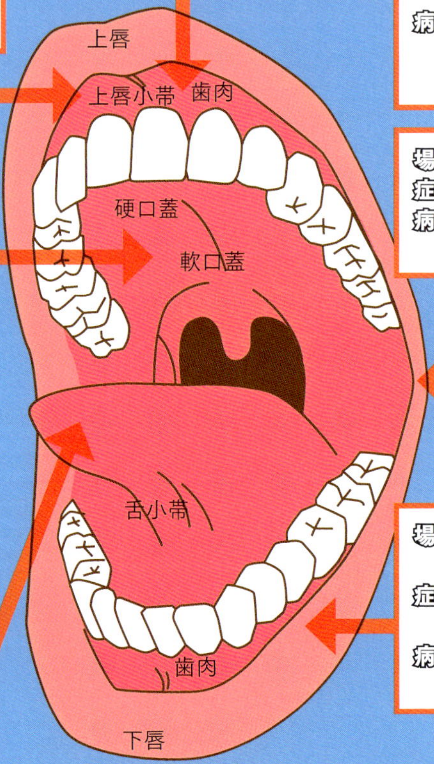

場所 口の角（口角）
症状 ひびわれる
病気 口角炎
→ 61 ページへ

場所 口の天井（硬口蓋、軟口蓋）
症状 口の天井が腫れている
病気 口蓋隆起
→ 44 ページへ
口蓋腫瘍
→ 45 ページへ

場所 くちびる（上唇、下唇）
症状 唇が腫れた、大きな水胞ができた
病気 下唇粘液嚢胞
→ 60 ページへ

場所 舌
症状① 舌に白いものがある
病気 舌苔　→ 48 ページへ
舌白板症
→ 49 ページへ
舌癌　→ 49 ページへ

症状② 舌が痛い
病気 舌痛症　→ 47 ページへ
舌潰瘍　→ 52 ページへ

症状③ 舌が腫れている
病気 舌腫瘍
→ 54、55 ページへ

症状④ 舌っ足らず
病気 舌小帯強直症
→ 56 ページへ

症状⑤ 舌の裏、真ん中が腫れている
病気 類皮嚢胞、類表皮嚢胞　→ 58 ページへ

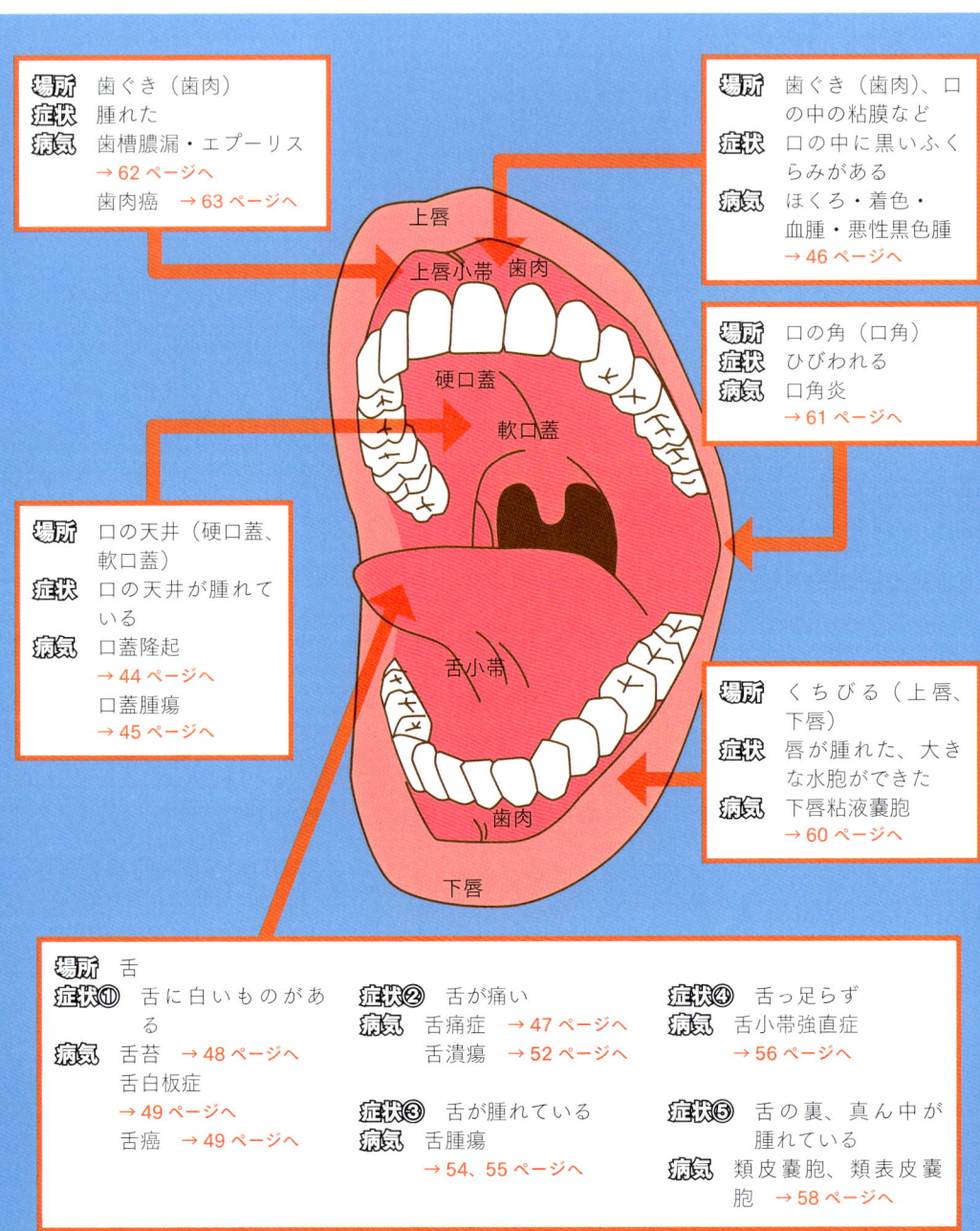

3 あごの骨の中の病気マップ

あごの骨にできる病気には、腫瘍性のものと、袋状のもの(＝嚢胞)などがあります。これらは歯科医院で歯の治療のためにレントゲンを撮ったときに見つかることが多い病気です。当てはまりそうな症状があったら、70ページからの病気のくわしい解説をよくチェックしましょう！

症状 レントゲンを撮ったら骨がない部分がある／永久歯が生えてこない／永久歯がゆがんで生えてくる

病気 エナメル上皮腫 →76ページへ
歯牙種 →77ページへ
角化嚢胞性歯原性腫瘍 →78ページへ
外骨症 →79ページへ

症状 歯が痛む／レントゲンを撮ったら骨がない部分がある

病気 歯根嚢胞 →80ページへ
含歯性嚢胞 →81ページへ

症状 あごが腫れる／唇がしびれる／発熱

病気 顎骨骨髄炎
→70ページへ

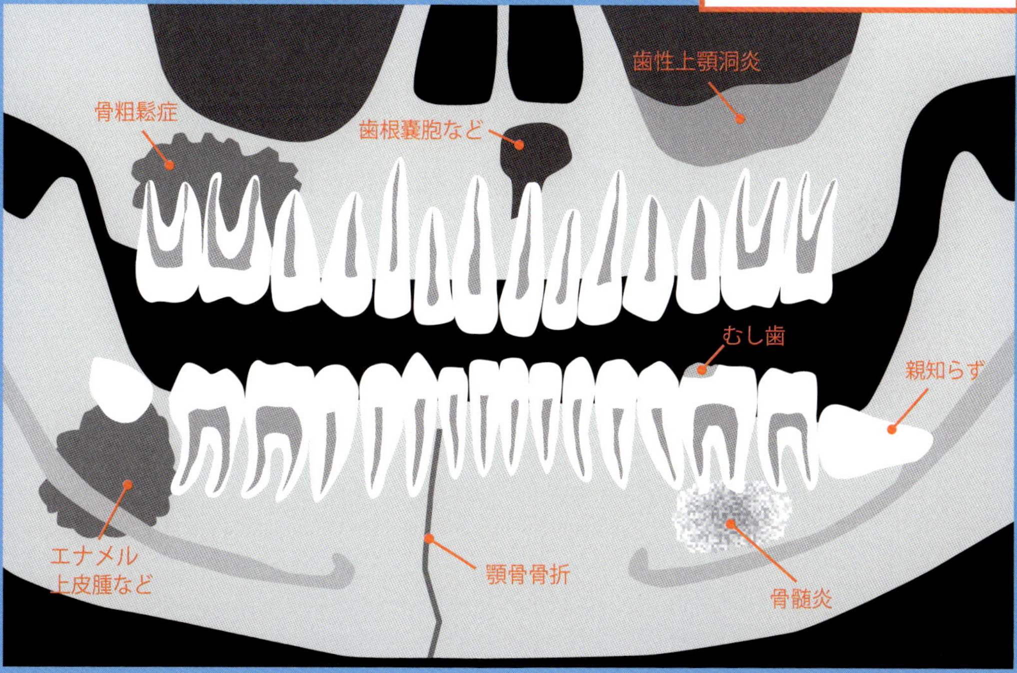

症状 骨粗鬆症の薬を投薬されていたら歯がグラグラする／口の中の骨がみえてきた

病気 BRONJ
→73ページへ

症状 顔をぶつけたあと、口の中が腫れる、痛む

病気 顎骨骨折
→82ページへ

症状 極端な受け口、出っ歯

病気 顎変形症
→83ページへ

CONTENTS

PART 4　歯とそのまわりの病気

PART 1
顔に症状があらわれる病気

1 顔に電撃痛が起きる病気
三叉神経痛

顔の感覚をつかさどっている「三叉神経」に沿って起こる発作性の電撃性疼痛です。

突然、電撃痛が！

68歳・女性のケース　ある朝、顔を洗っていると、右ほほから下あごにかけて「ビリッ」と電気の走るような痛みがありました。それ以来、顔を洗うときには同じような痛みがあり、ときには涙がでるほどの痛みを感じました。歯の痛みと思い、歯科医院を受診したところ、大学病院を紹介され、「三叉神経痛」と診断されました。カルバマゼピンという薬により痛みはなくなりました。

三叉神経痛とは？

どんな病気？　おもに顔の感覚をつかさどっている三叉神経 A に沿っておこる発作性の電撃性疼痛です B。

原因は不明ですが、脳の病気と関係があることがあります。中年以降の女性に多く、発作は顔の一部を触ったり、冷気に触れたりしただけでも起こることがあります。日中に起こることが多く、眠っているときには起こりません。

治療法は？　治療法は、「カルバマゼピン」という薬剤の服用で効果があるとされています。脳腫瘍などの深刻な病気の前兆である可能性もありますので、注意しましょう C。

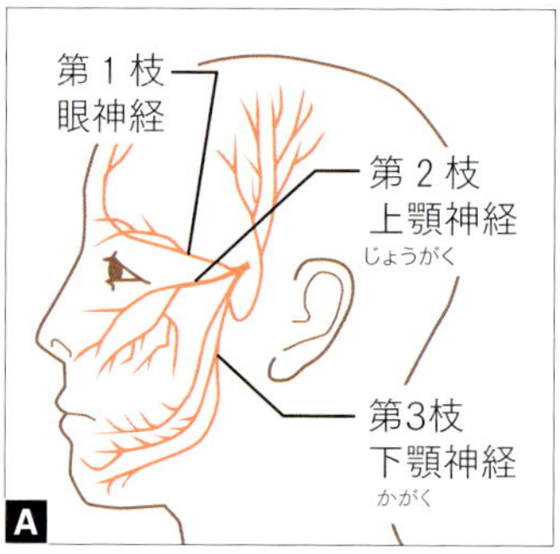

三叉神経は顔の上、中、下にそれぞれ分布します。

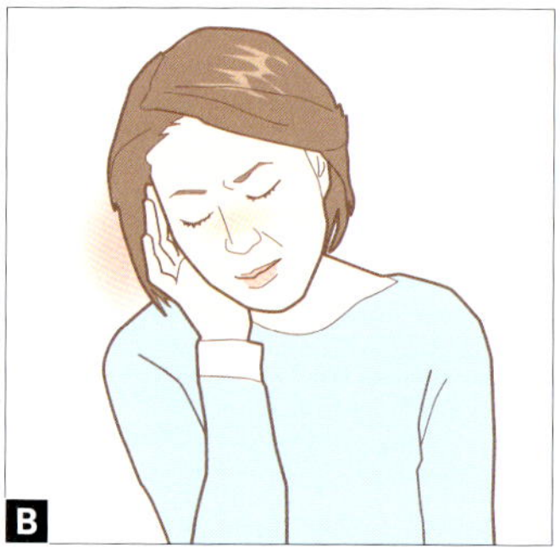

顔がびりびりと痛いときは三叉神経痛を疑います。

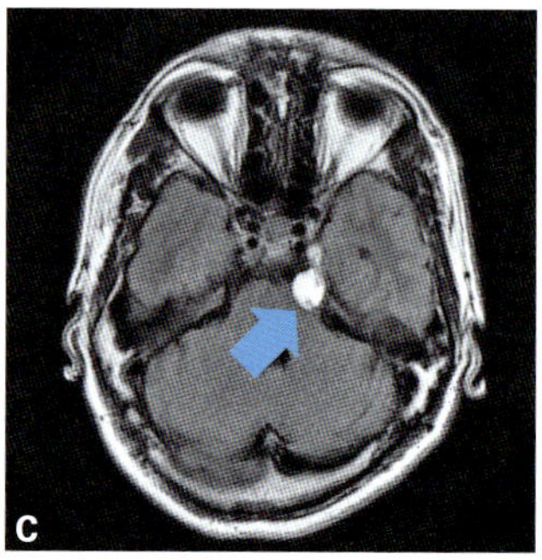

脳腫瘍（矢印部）が原因で三叉神経痛になった症例。

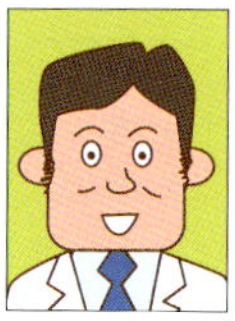

ADVICE　脳の病気と関係がある場合があるため、歯科口腔外科、脳神経外科、神経内科、麻酔科（ペインクリニック）などの治療にかかわることができる医療機関を受診することをすすめます。

歯科医院で相談・口腔外科のある総合病院へ

2 顔の筋肉が動かなくなる病気 顔面神経麻痺

顔の運動をつかさどっている顔面神経の伝導障害によって起こる表情筋の運動障害です。

顔が半分動かなくなった！

56歳・男性のケース　左耳に違和感を自覚してから２日後、左目が閉じなくなって涙がとまらず、口の左半分も動かなくなりました。左耳の周りに小さな水ぶくれができて、左耳から聞こえてくる音がとても大きく聞こえるようになりました。左舌にも小さな水ぶくれができ、痛みのため食事ができなくなったために大学病院を受診しました。ラムゼーハント症候群による「顔面神経麻痺」と診断され、抗ウイルス薬とステロイド薬、ビタミン薬により水ぶくれは消え、顔も動くようになり、左耳もふつうに聞こえるようになりました。

顔面神経麻痺とは

どんな病気？　おもに顔の運動をつかさどっている顔面神経に障害がおきて、顔の筋肉(表情筋といいます)が動かなくなります。

原因は、脳の病気や顔のけが*、帯状疱疹ウイルスによる感染などの炎症、腫瘍(できもの)があげられます。

治療法は？　原因となった病気の治療をすることと、ステロイド薬、ビタミン薬を服用することです。

＊北野武さんがバイク事故で顔面神経麻痺になったことは有名ですね。

眉間や額にのしわを寄せたり、眼を閉じたり、頬っぺたを膨らませたり、唇を尖らせたりできなくなります。

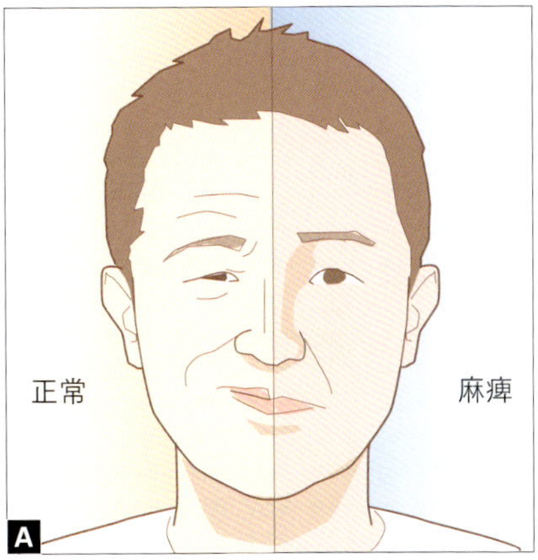

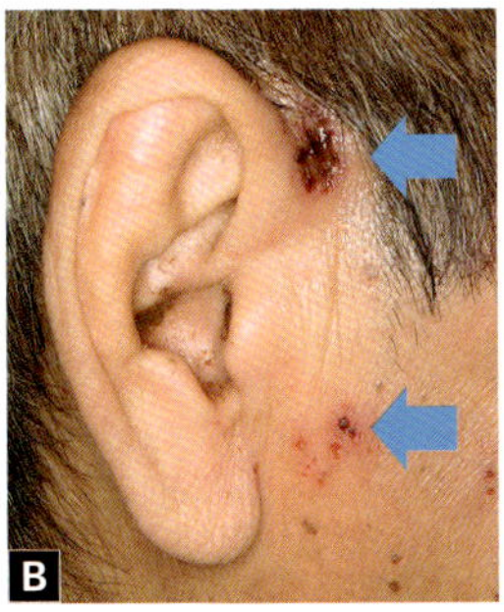

左耳周囲に小さな水ぶくれ(帯状疱疹ウイルス感染)がみられます。

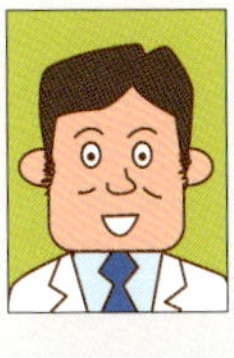

ADVICE　水胞(＝ウイルス)が原因の場合には、できるだけ早く医療機関を受診して、ステロイド薬・ビタミン薬を服用すれば、軽症ですむ場合があります。

歯科医院で相談・口腔外科のある総合病院へ

3 下唇や下あごの感覚が鈍くなる病気 オトガイ神経麻痺

顔の感覚をつかさどっている三叉神経の枝であるオトガイ神経に起こる感覚障害です。

親知らずを抜いたあとに感覚が鈍く……

46歳・女性のケース　右の親知らずが痛くなり、近くの歯科医院を受診したところ、大学病院を紹介されました。抗菌薬を処方されて痛みが落ちついた後、親知らずを抜くことになりました。担当の先生から、親知らずの根が深いため「オトガイ神経麻痺」が出る可能性があることを説明されました。抜歯の際に「ビリッ」とした痛みが一瞬ありました。抜歯後麻酔がさめても右の下くちびるとあご先の感覚が鈍くなりました。ビタミン薬を処方され、6か月後にはもとのように感覚が戻りました。

オトガイ神経麻痺とは

どんな病気？　顔の感覚をつかさどっている三叉神経の枝であるオトガイ神経に障害がおきて、下くちびるやあご先の感覚が鈍くなることをいいます。原因としては、おもに下あごの手術(抜歯、嚢胞摘出　次ページ参照、顎変形症の手術　83ページ参照、インプラント手術など)によるものが多く、顎骨骨髄炎(70ページ参照)でも起こることがあります。

治療法は？　親知らずの抜歯では全体の数%に起こるとされています。治療は、ビタミン薬の服用ですが、難治性の場合には星状神経節ブロックが行われます。

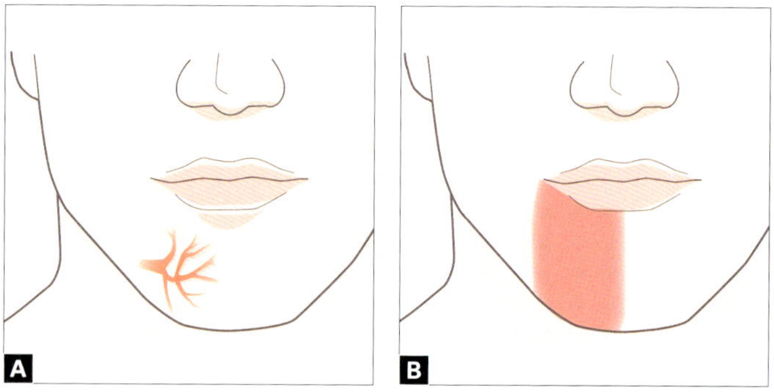

オトガイ神経Aの麻痺が起こると、赤で示した範囲Bの感覚が鈍くなります。

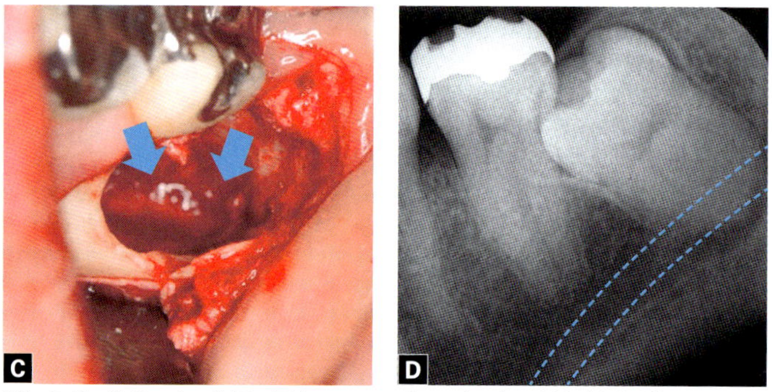

親知らずの抜歯による神経の露出。レントゲンで歯の根が神経(点線部)を圧迫しているように見えた例です。歯を抜くと骨に囲まれているはずの神経が見えています。

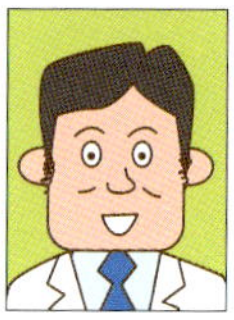

ADVICE　神経を切断していなければ回復の可能性は高いですが、6か月〜2年ほどの回復期間が必要です。

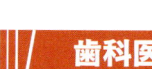

歯科医院で相談・口腔外科のある総合病院へ

4 くちびるが腫れる病気①
クインケ浮腫《ふしゅ》

のどの腫れで死亡例もあるので要注意です。

くちびるの腫れは突然に！

60歳・女性のケース　ある土曜日の夜、突然上くちびるが鼻の根元あたりまで腫れてきてしまいました。痛みがなかったため、月曜日にかかりつけの歯科医院を受診することにしました。歯科医院に受診する日になると上くちびるの腫れがすっかりひいていました。念のために歯科医院を受診して担当の先生に診察してもらいました。上あごの歯には病気がなく、「クインケ浮腫」または「肉芽腫性口唇炎」（次ページ参照）と診断されて大学病院を紹介されました。

クインケ浮腫とは

どんな病気？　原因不明の顔の腫れで、上くちびるに起こることが多いとされています。痛みはなく、腫れが起こってから数日で自然にひいていきます。遺伝によるもの、薬剤(鎮痛薬、降圧薬など)によることもあります。のどが腫れて息苦しさを感じた場合には、急いで医療機関を受診して下さい。「クインケ浮腫」と同様にくちびるが腫れる病気には「肉芽腫性口唇炎」というものがあります。＊次ページ参照

治療法は？　この病気は放置していても数日で腫れも引きますので、とくに治療は行いません。しかし、ほかの病気の可能性もありますので注意しましょう。

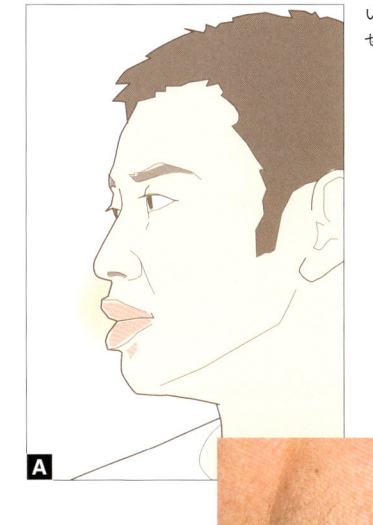

A

いつも腫れている人は病気ではありません。

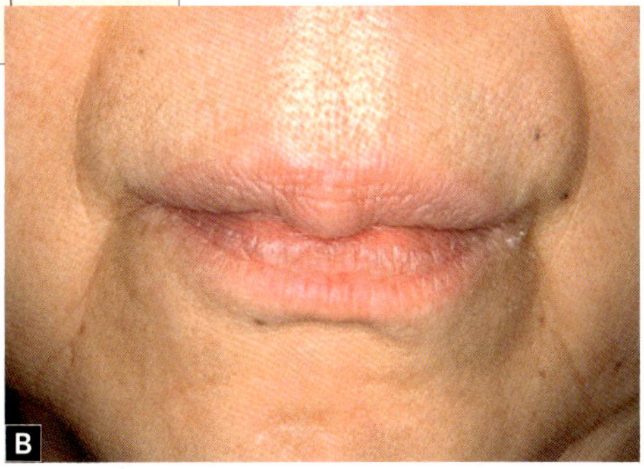

B

クインケ浮腫による上唇の腫れは左右が均等にびまん性に（境目がはっきりせずに広がって）腫れているのがわかります。

ADVICE　クインケ浮腫ではのどが腫れて呼吸困難に陥り、死亡した例もあります。息苦しさがあれば、すぐに医療機関を受診して下さい。遺伝によることもありますので、家族で同じような症状を経験した方がいれば要注意です。

歯科医院で相談・口腔外科のある総合病院へ

5 くちびるが腫れる病気②
肉芽腫性口唇炎《にくげしゅせいこうしんえん》

口の中の炎症や金属アレルギー、食物アレルギーによってできる病気です。

突然上唇が腫れました

34歳・女性のケース　朝、起きたら、突然上くちびるが腫れていました。痛みはなかったのですが、前歯と関係しているのかと思い、かかりつけの歯科医院を受診することにしました。歯科医院に受診すると担当の先生から、前歯の根っこの先に炎症病巣があるので、これが原因の肉芽腫性口唇炎ではないかといわれました。

肉芽腫性口唇炎とは

どんな病気？　「クインケ浮腫」と同じく原因不明のくちびるの腫れです。突然くちびるが腫れ、数日後に自然に腫れがひいてしまうことを繰り返す場合と、腫れが長期間におよぶ場合があります。歯の根（歯根）の先にできてしまう病気（80ページ）や金属アレルギー、食物アレルギーなどと関連があるとされています。

治療法は？　腫れた唇の付近に歯の炎症がある場合には、その歯の治療を行います。金属アレルギーが疑われる場合で、付近に金属の歯の被せ物などがある場合にも治療が必要になることもあります。腫れに対してはステロイドなどの内服などで対応します。

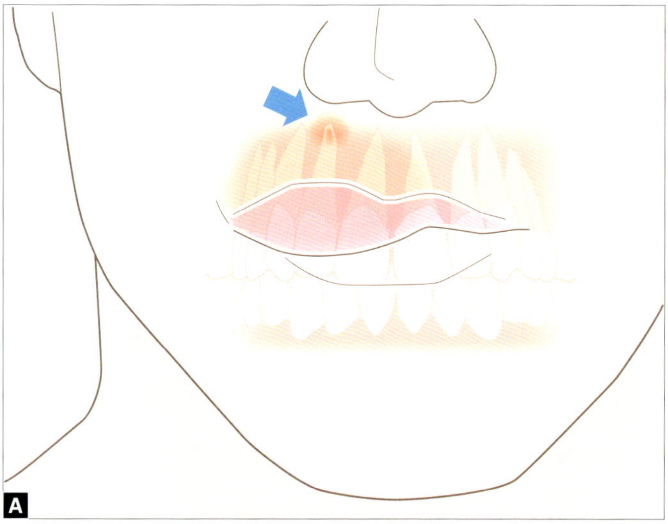

肉芽腫性口唇炎では、歯の根の病変と関係することも。

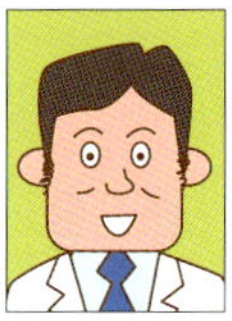

ADVICE　歯や口の炎症、金属アレルギー、食物アレルギーが原因のことが多いですが、自己免疫疾患やクローン病が原因のことも少数ですがあります。

歯科医院で相談・口腔外科のある総合病院へ

6 歯が原因で頬が腫れる病気 歯《し》性《せい》上《じょう》顎《がく》洞《どう》炎《えん》

「上顎洞」とは目の下、鼻の外側にある上あごの空洞です。「歯性上顎洞炎」、「術後性上顎嚢胞」(33ページ参照)「歯根嚢胞」(80ページ参照)などの病気があります。放置しておけば眼球の突出や失明の可能性もあります。

むし歯をほうっておいたら……！

40歳・男性のケース　仕事が忙しく十分に睡眠をとれない日が続いていたある日、しばらくむし歯を放置していた右上奥歯に痛みを感じるようになりました。その後、右の鼻から臭い鼻汁がでるようになり、右目から涙が止まらなくなりました。歯科医院を受診したところ、大学病院を紹介されました。レントゲン検査やCT検査を受け、右側「歯性上顎洞炎」と診断されました。激痛のあった右上の奥歯を抜歯されたところ、口の中に黄緑色の臭い膿がでてきました。その後、痛みや臭い鼻汁、涙はよくなりました。半年ほど抗生剤のクラリスロマイシンを処方され、現在はすっかりよくなっています。

歯性上顎洞炎とは

どんな病気？　「上顎洞」とは目の下、鼻の外側にある上あごの空洞です。むし歯、歯周病(歯槽膿漏)からの炎症が上顎洞に入り、上顎洞炎を起こすことがあります。これを「歯性上顎洞炎」といいます。元来、上顎洞は歯と隣り合っているので、むし歯を治療せずに放置していると、歯性上顎洞炎になることがあります。上顎洞は目のくぼみ(眼窩)とも隣り合っているので、上顎洞炎がひどくなれば眼球の突出や失明の可能性もあります。

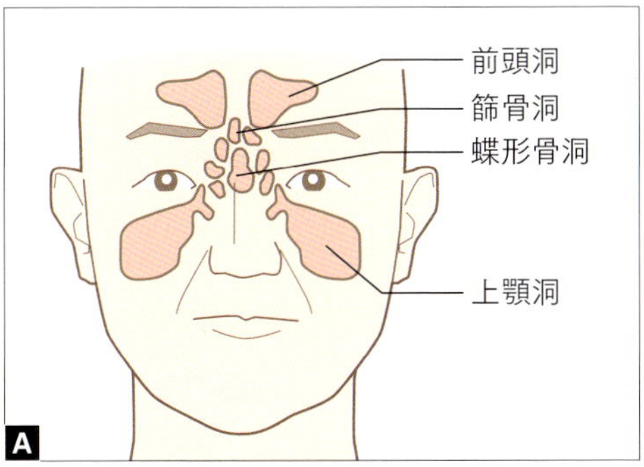

上顎洞は鼻の周りにある骨の空洞である副鼻腔の1つです。副鼻腔は前頭洞、篩骨洞、上顎洞、蝶形骨洞の4つがあります。

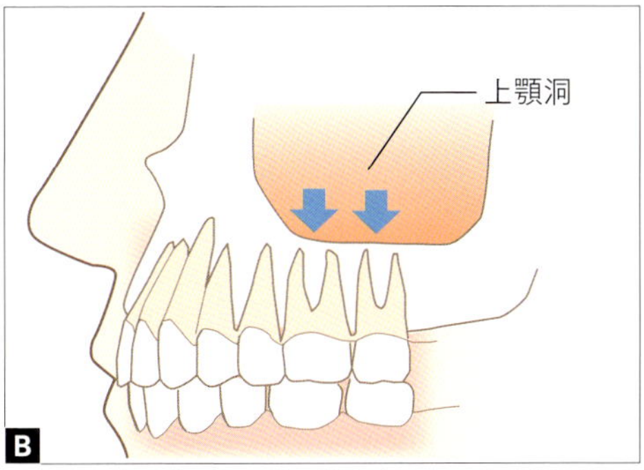

上顎洞と歯は薄い骨の壁で隣り合っています(とくに上顎第一、第二大臼歯：矢印部)。

治療法は？　以前は上顎洞根治術（全身麻酔で行う手術）が主な治療法でしたが、最近では、軽度の炎症ならば、原因となった歯の抜歯とクラリスロマイシンなどのマクロライド系抗菌薬の長期投与でも治るようになり、さらに最近では、内視鏡を使って原因歯を抜かずに治療する低侵襲治療（34ページ参照）も行われています。

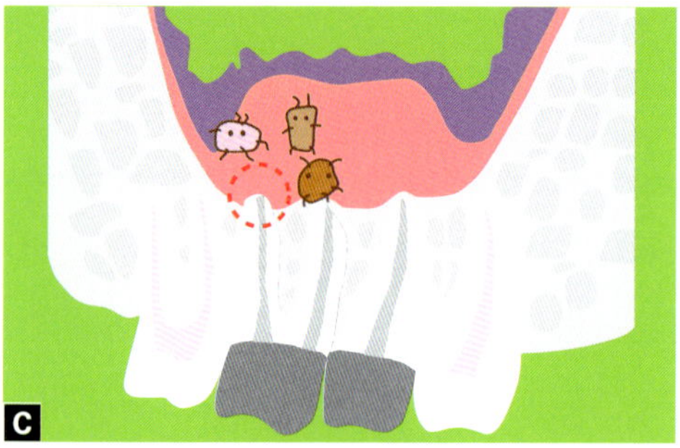

むし歯や歯周病からの炎症が上顎洞に入り、「歯性上顎洞炎」を起こします。軽度の炎症ならば、原因となった歯の抜歯と、抗菌薬の長期投与で治るようになりました。

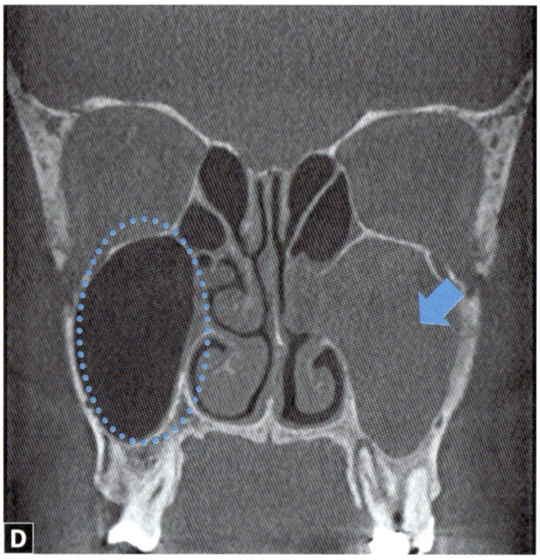

上顎洞炎の CT 画像。黒い部分（マル部）は空気が入っていて健康なことを示します。病気の上顎洞（矢印部）は膿で充満しているのがわかります。

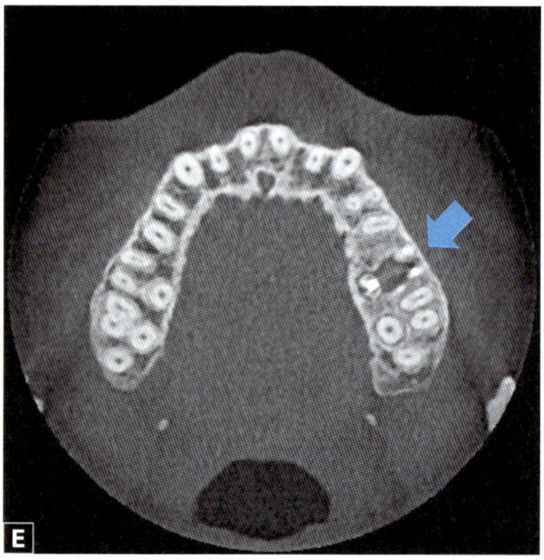

上顎洞炎の CT 画像。左の上顎第一大臼歯が原因（矢印）です。

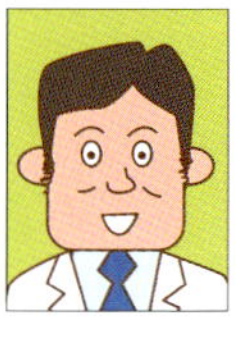

ADVICE　（とくに上顎は）むし歯を放置しておくと、とんでもないことになります。小さなむし歯でも早めに治療しましょう。上顎洞炎の治療は現在、低侵襲治療ができるようになったため、手術後も楽になり、合併症も少なくなりました。

歯科医院で相談・口腔外科のある総合病院へ

column　ちょっとひと息①

上顎洞に関係するそのほかの口の病気

術後性上顎嚢胞《じょうがくのうほう》

上顎洞炎の根治術のあとの上顎洞の瘢痕組織の中に生じる嚢胞(液体の入った袋)のことで、術後数十年経過して症状があらわれます。頬の腫脹と痛み、歯の痛み、眼球突出といった症状があります。嚢胞の中には茶褐色(チョコレート色)でどろっとした内容液がたまっています。

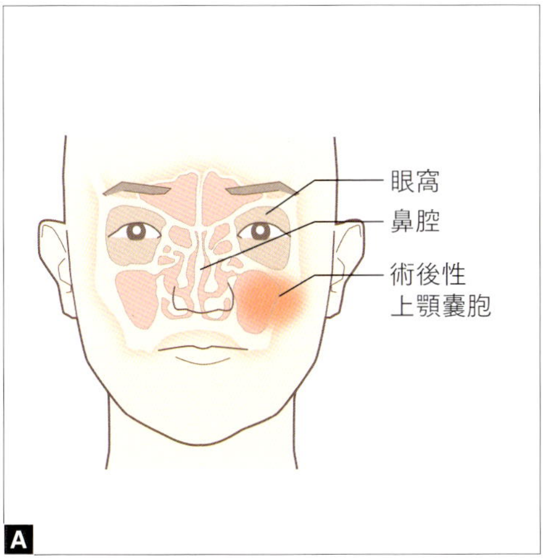

術後性上顎嚢胞ができる場所。

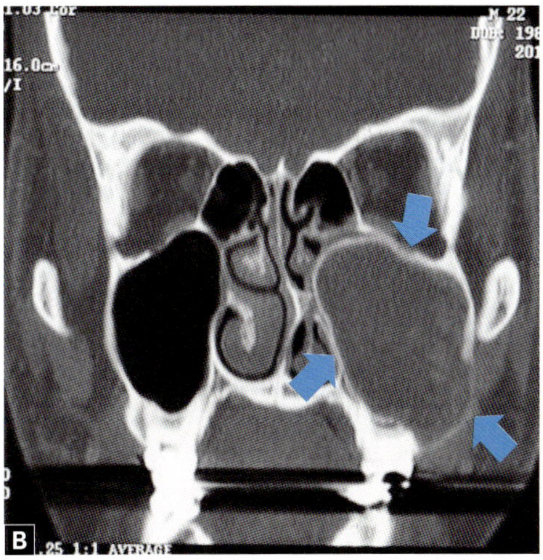

術後性上顎嚢胞のCT画像。本来は空洞で黒く映っているはずの部位ですが、嚢胞(流体の入った袋)ができているため、白っぽく映っています。

歯根嚢胞《のうほう》

むし歯が歯の根の先に病気をつくり、嚢胞(袋)化したもので、上の奥歯に嚢胞ができ、大きくなると上顎洞の中につき出るようになり、上顎洞炎を起こすこともあります。

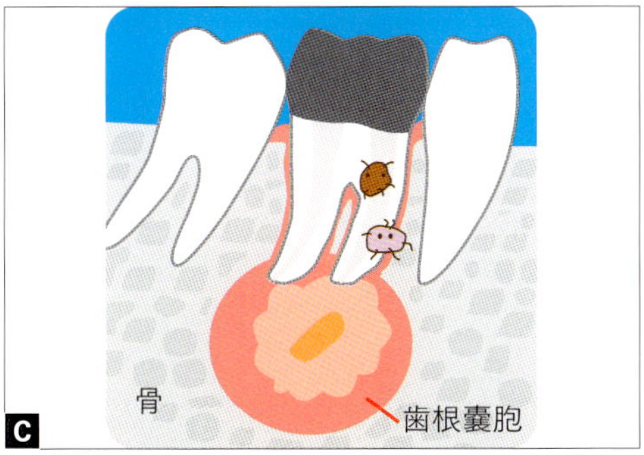

むし歯が歯の神経にまで及ぶと、神経の管を通って根の先にいたり、場合により風船のような病変(嚢胞)をつくります。

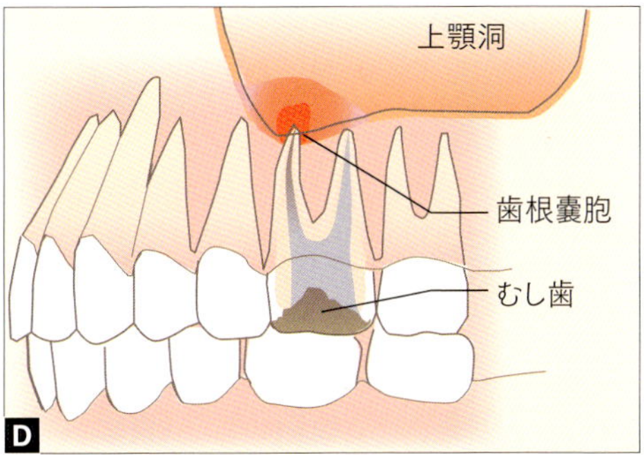

上顎のとくに奥歯の部分では、歯の根の先が上顎洞の中に突出していることがあり、上顎洞炎(蓄膿症)の原因となります。

column　ちょっとひと息②

内視鏡を使う低侵襲手術とは

上顎洞の手術の侵襲が画期的に少なく!!

歯性上顎洞炎の治療では、原因となる歯を抜いたり、歯の神経を治療するとともに、口の粘膜を大きく切り開き、頬(ほほ)の骨を大きく削って、その骨の穴から、炎症を起こしている粘膜を摘出していました。この手術では「手術をしても痛みが続く」「術後に歯が浮いた感じがする」など不評なことも、まれにありました。

そこで昭和大学歯科病院口腔外科では、近年、耳鼻科領域でも行われている硬性内視鏡を使った手術を応用しています。口の中に約2cmの穴を開け、そこから内視鏡を入れ、内視鏡で上顎洞粘膜を観察しながら、非常に細い器具を使い、洞内を洗浄したり、炎症を起こしている患部粘膜を取り除くようにします。この方法だと患者の負担が小さく、お年寄りでも手術できます。内視鏡はビデオカメラに接続し、テレビモニターをみながら手術を進めるため、内視鏡を容易に操作できます。

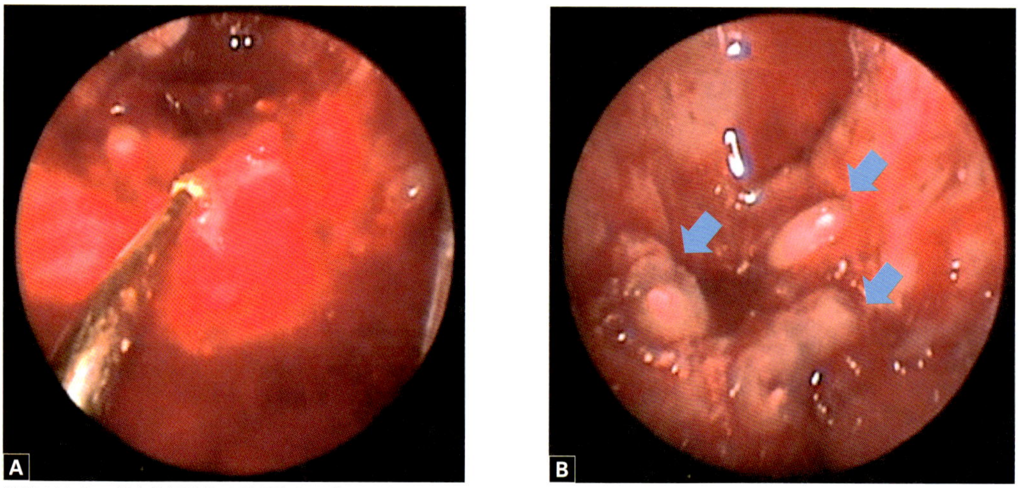

侵襲が少ない超音波振動治療装置「ピエゾサージェリー」により、感染の原因の根の先を切削、切除した後。

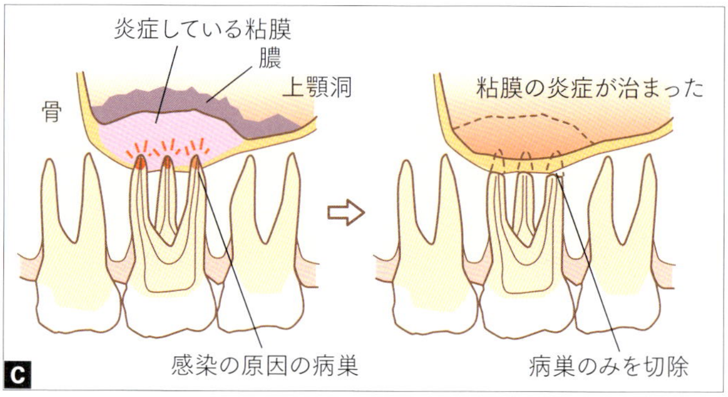

歯を抜かずに根の先を病巣とともに切除することで、歯を温存します。

7 顎関節が痛む病気
顎関節症

「顎関節」とは耳の前にあるあごの関節です。顎関節の病気には「顎関節症」、「顎関節脱臼」などがあります。顎関節の病気によって口が開かなくなったり、ものを噛むと痛みがでることがあります。

耳の前が痛い！　あごが開かない！

28歳・女性のケース　以前から眠っているときの歯ぎしりがひどいと家族からいわれていました。ある朝、口を開けようとすると耳の前が痛くなり、口が開けられなくなりました。近くの歯科医院を受診して診察してもらい、大学病院を紹介されました。レントゲン写真、MRI 検査をうけ、「顎関節症」と診断されました。痛みどめの薬を処方され、寝るときにマウスピースを使用するよう指導されました。2 か月後にはほとんど痛みがなくなり、口が開くようになりました。

顎関節症とは

どんな病気？　「顎関節」とは、耳の前にあるあごの関節です。「顎関節症」**A**とは、①顎関節や咀嚼筋（嚙むときに使う筋肉**B**）の痛み、②顎関節の雑音（コクッ、ジャリジャリ）、③開口障害（口が開かない）、を主な症状とする病気です。原因は、歯ぎしりやくいしばり、あごの打撲などの外傷、ストレス、歯科治療などで、長時間、口を開けていた場合にも起こります。

口が開かない、口を開けようとすると、あごの関節が詰まったようになり、口が開かなかったり閉じにくかったりする場合には、顎関節症が考えられます。

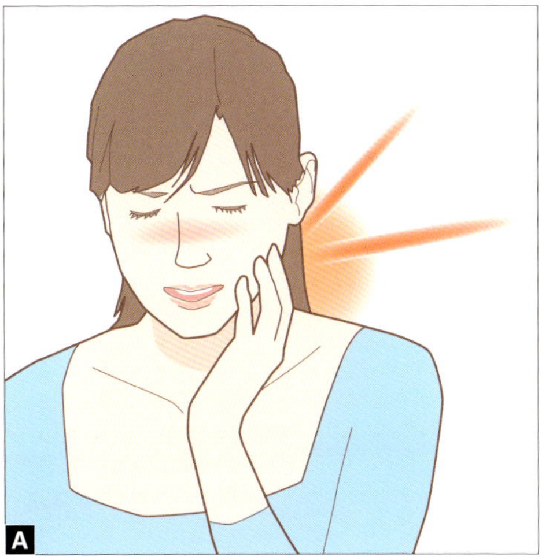

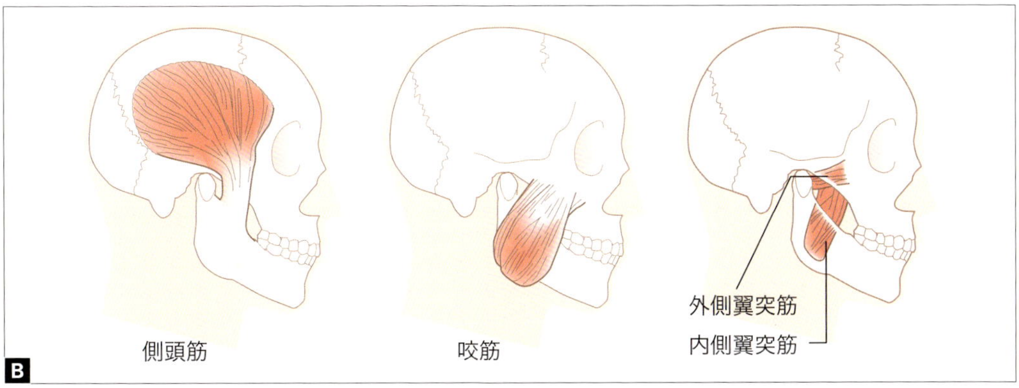

顎関節と咀嚼筋の位置。

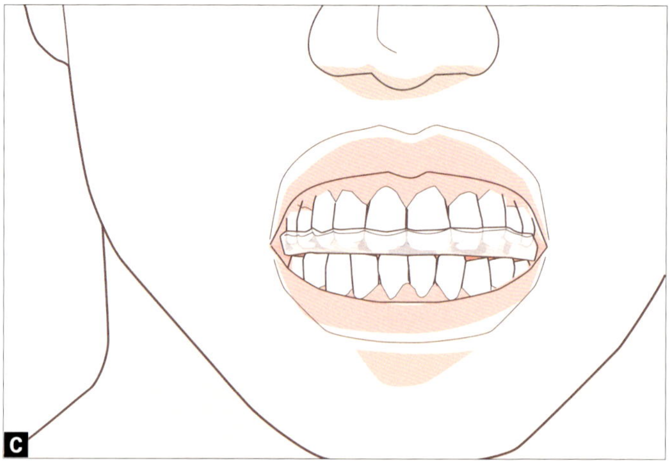

マウスピース（スプリント）。

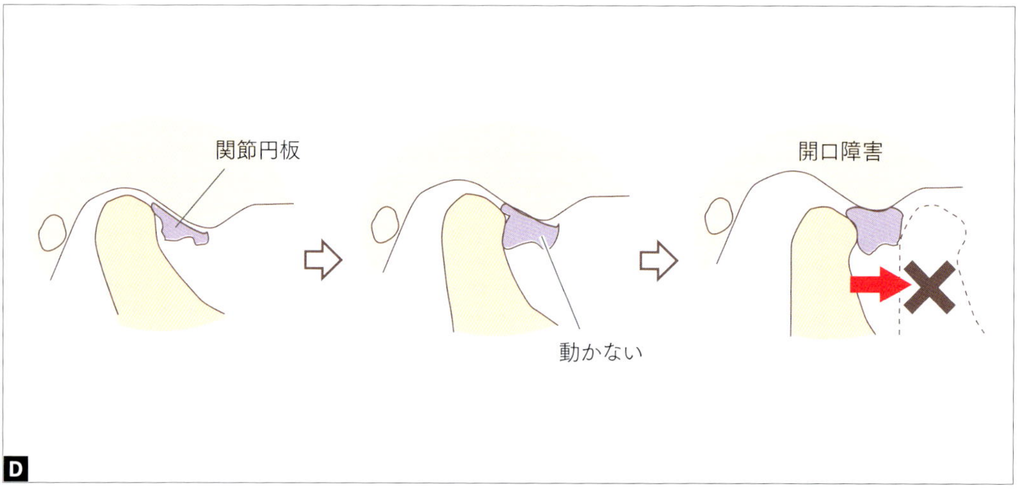

関節円板（関節のクッション）が詰まって、開口障害を起こします。

治療法は？　治療法は鎮痛薬の服用、マウスピースCの使用、顎関節への注射などがあります。

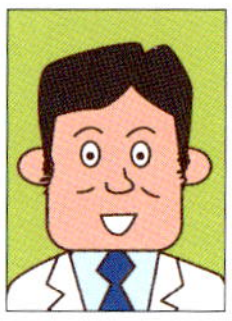

ADVICE　急に口が開かなくなったり、耳の前が痛くなったりしますが、自然に症状が軽くなったり治ることもあります。あわてずに医療機関を受診しましょう。以前に顎関節症になったことがある方は、歯科治療を受ける前に担当医に伝えましょう。

まずは歯科医院へ

8 顎関節がはずれる病気 顎関節脱臼

「顎関節」とは耳の前にあるあごの関節です。顎関節の病気には「顎関節症」「顎関節脱臼」などがあります。顎関節の病気によって口が開かなくなったり、ものを噛むと痛みがでることがあります。

顎関節脱臼とは

どんな病気？　顎関節の病気には関節がはずれてしまうものもあります。これを「顎関節脱臼」といいます。この顎関節脱臼の症状は「顎関節症」とは反対に口が閉まりません。

治療法は？　治療法は手で顎関節をもとに戻す（徒手整復）方法があります。関節がはずれた早期では簡単にもとに戻りますが、はずれたまましばらく放置すると、もとに戻らなくなることがあります。その場合、全身麻酔での手術が必要となります。

　また、顎関節がゆるんでしまった場合には、何度も脱臼を繰り返す「習慣性脱臼」という病気になってしまいます。この場合も全身麻酔での手術が必要となることがあります。

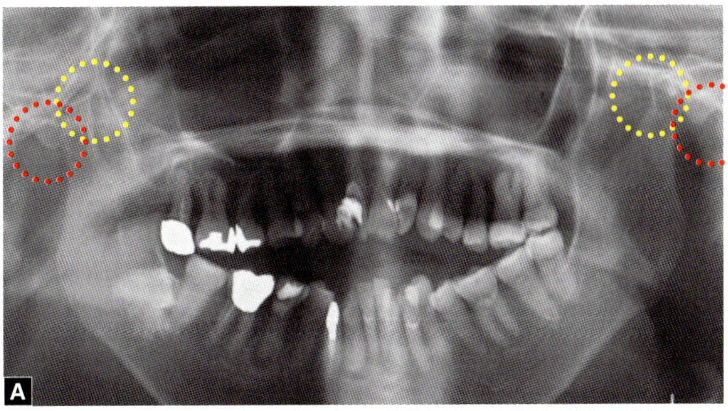

両側顎関節脱臼のレントゲン写真。本来の関節顆頭の位置（赤丸）と、脱臼したあとの関節の位置（黄丸）。

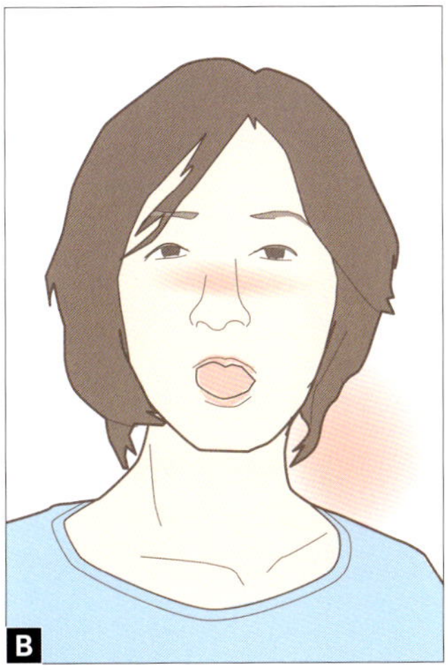

口が閉まらない。

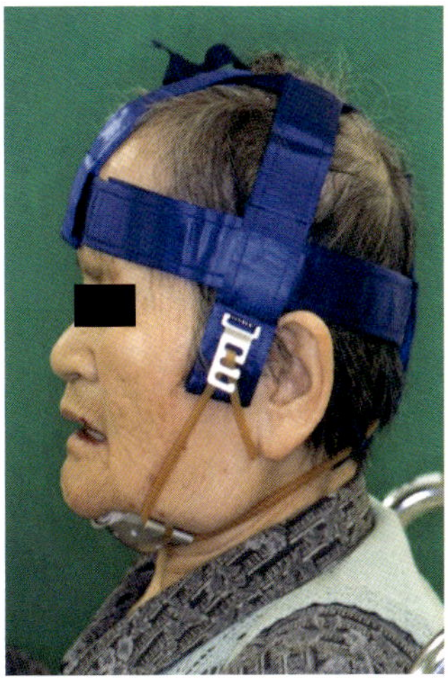
口が大きく開いて顎が外れないための器具「オトガイ帽」。

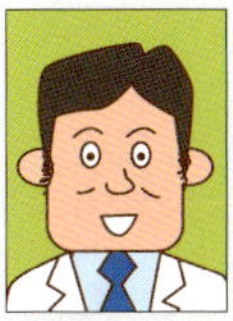

ADVICE　お年寄りに多くみられます。何度も繰り返すようであれば手術で脱臼を防ぎます。

まずは歯科医院へ

column　ちょっとひと息③

本当は怖い歯ぎしり・くいしばり

顎関節症や歯が折れる原因に…

就寝中の歯ぎしりやくしばりは、本人が意識していない間に異常な力を顎関節・咀嚼筋・歯に与えてしまい、その結果として顎関節症や歯の破折を生じることがあります。歯ぎしりやくいしばりの原因は不明ですが、対応としては歯ぎしりやくいしばりから顎関節や咀嚼筋や歯を守るために、マウスピースを装着します。

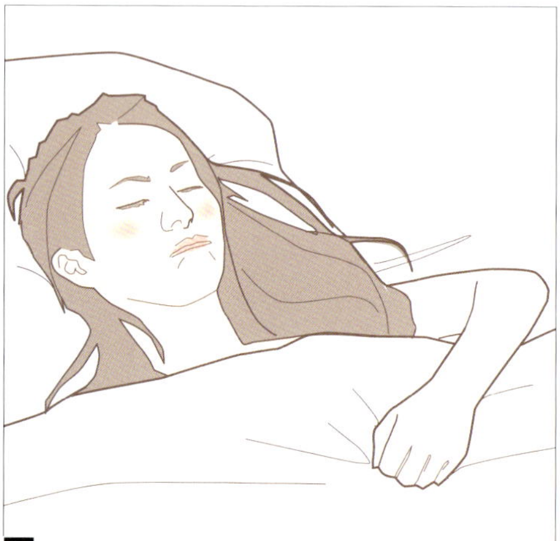

A

ただの歯ぎしりと思っていると、あごの関節の病気になったり、奥歯を治したかぶせ物が割れたり、壊れたりすることもあります。

くいしばりと思っていても…

くいしばりが原因で口をあけるときに痛くなる顎関節症の患者さんは少なくありませんが、原因のわからない熱をともなうときは要注意です。こめかみに脈打つような頭痛があり、発熱と開口障害(口があかない)が生じた場合には「側頭動脈炎」を疑います。これは60歳以上の方に主に発症する病気で、頸動脈とその枝(頸動脈は顔やあごに枝をたくさん出しています)、とくに側頭動脈の炎症が強くでる原因不明の血管炎です。発見が遅れれば、失明の可能性もある恐ろしい病気です。ステロイド薬による治療を行います。

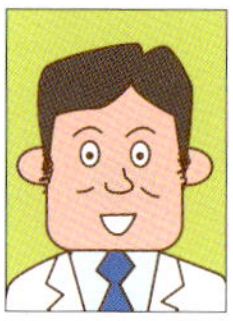

ADVICE　あごが開かない状態があって原因不明の熱があれば側頭動脈炎を疑います。わかりにくい場合も多くありますが、失明することもあるので早期発見が必要です。

歯科医院で相談・口腔外科のある総合病院へ

9 頬が腫れる病気 頬《きょう》部《ぶ》蜂《ほう》窩《か》織《しき》炎《えん》

頬が腫れた場合には歯が原因の炎症によるものが多いのですが、それ以外にも唾液腺の炎症、腫瘍(できもの)などが原因であることもあります。

歯が欠けたかな？と思ったら

65歳・女性のケース ある日、パンを食べていたときに右上の歯に「ガリッ」と音がしました。それから右上の歯で噛むと痛みがでるようになり、数日後には右の頬が腫れてきました。歯科医院を受診したのですが腫れがひどく、右目が開かなくなりました。レントゲン写真を撮影してもらい、右側上顎第一小臼歯破折による「頬部蜂窩織炎」と診断されました。化膿止めと痛み止めを処方されて服用し、5日後に腫れがひいたので、右上の歯を抜歯してもらいました。

頬部蜂窩織炎とは

どんな病気？ 頬全体が腫れてしまう「頬部蜂窩織炎」の原因でもっとも多いものは歯の炎症です。炎症が進行していくと開口障害(口が開かない)が生じ、頸部(＝くび)に炎症がおよぶと生命にかかわる状態の一歩手前になります。頸部から続く胸の中へ炎症が波及すれば、「縦郭炎」という状態になります。死亡例もあるため縦郭炎に至る前に炎症を食い止めることが重要です。

頬が腫れる原因は、歯の炎症によるものが大部分ですが、上顎洞の炎症によるもの、できものが原因のものもありますので注意が必要です。

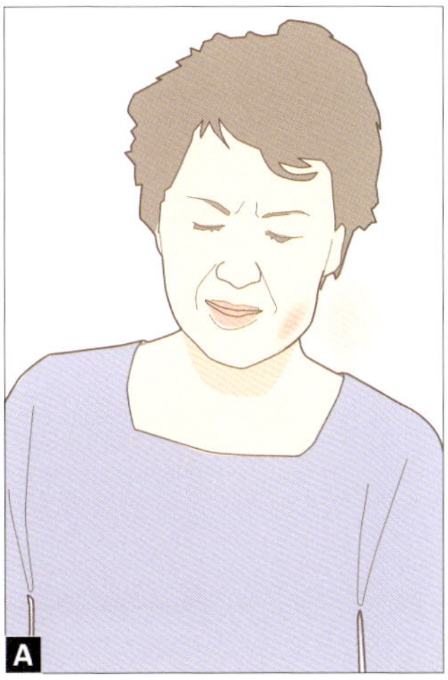

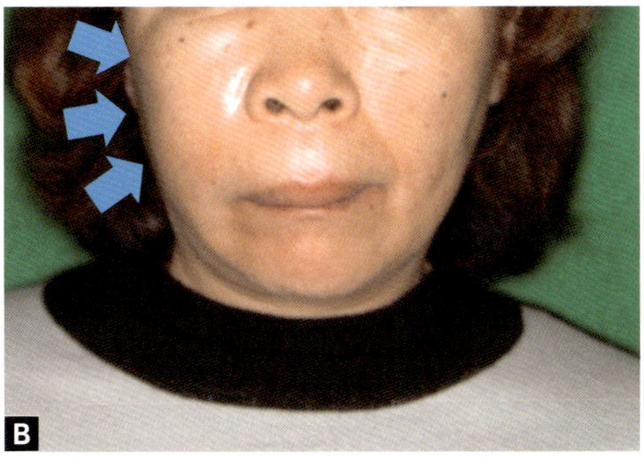

右の頬が腫れています。

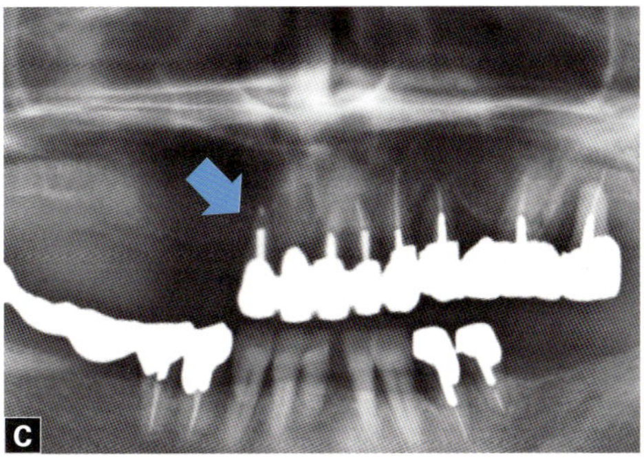

レントゲン写真。右の側切歯(前歯)が折れており、これが腫れの原因でした。

抜歯後に腫れて、頬部蜂窩織炎になる患者さんもいます。糖尿病や自己免疫疾患などでステロイドなどを服用している患者さんなど、感染しやすい状態にある患者さんは本当に要注意です。

治療法は？ 抜歯後の感染などの場合には、抗生物質の内服や点滴による治療を行い、細菌の増殖を抑えます。膿瘍という膿が溜まった状態になると、一部皮膚などを切って、膿を出さないといけなくなります。

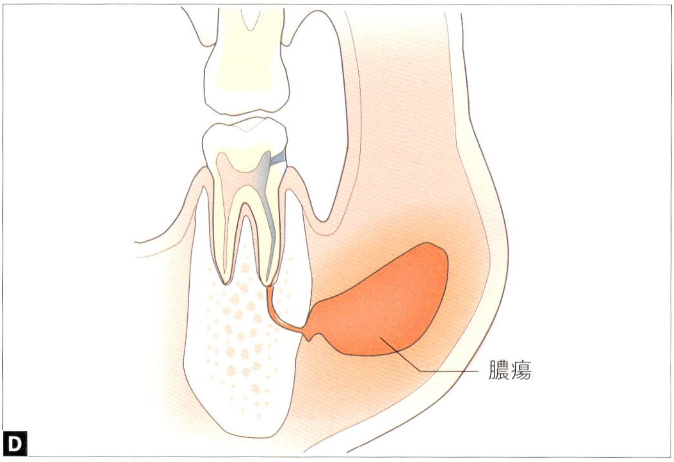

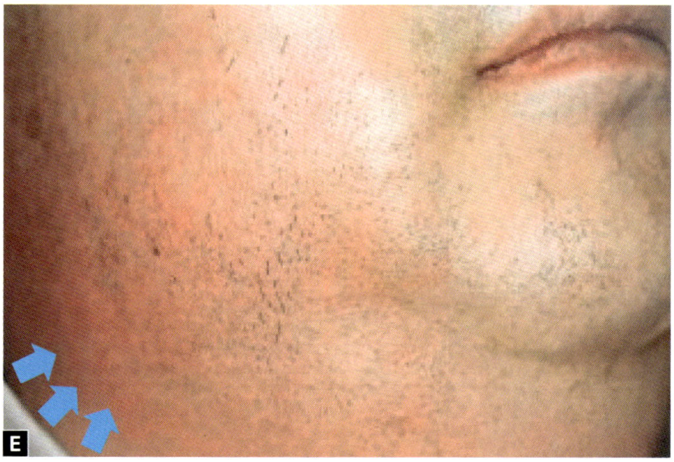

膿瘍(のうよう)とは、化膿性の炎症が生体組織内で限局した場合に、免疫細胞から分解酵素により中心部に、膿を満たした空洞を形成した状態をいいます。

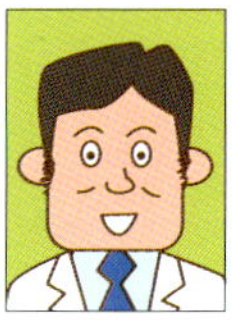

ADVICE むし歯を放置しておくと、とんでもないことになります。小さなむし歯でも早めに治療しましょう。腫れたからといって冷やすと、あとで腫れがひきにくくなります。

まずは歯科医院へ

column　ちょっとひと息④

頬が腫れるほかの病気

唾液腺炎（耳下腺炎）

小児に起きるものは「おたふくかぜ（流行性耳下腺炎）」として知られています。耳下腺とは、耳の下にある唾液をつくる組織です。大人でも唾石（唾液腺の排出管にできる石）によって唾液腺が腫れることがあります。＊42ページ参照

耳下腺の腫瘍（できもの）

耳下腺には腫瘍（できもの）ができることがあります。唾液腺は耳下腺のほかにもいくつかありますが、耳下腺は一番腫瘍ができやすい唾液腺です。

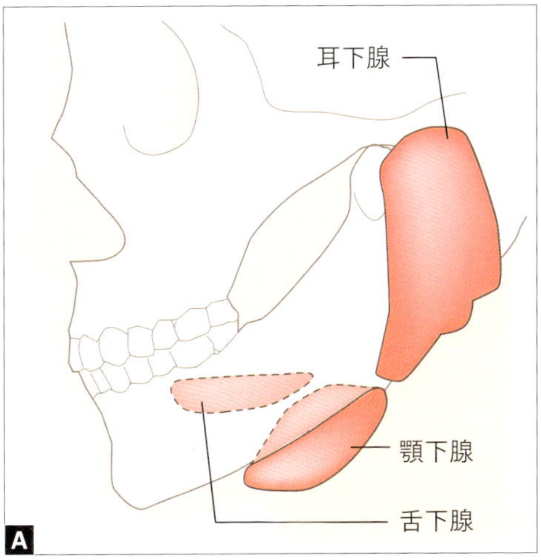

頬には耳下腺という唾液をつくる臓器があります。

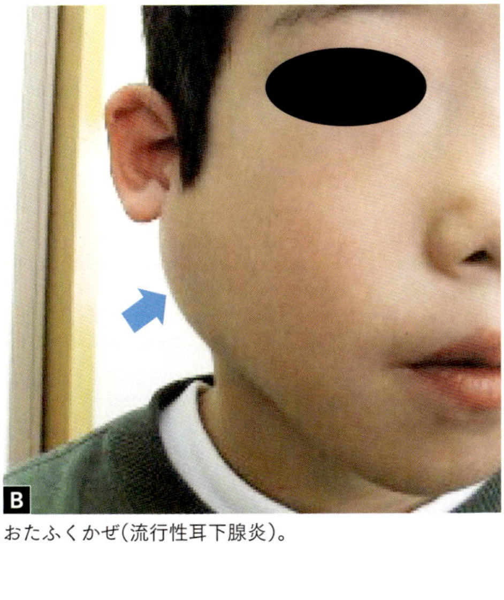

おたふくかぜ（流行性耳下腺炎）。

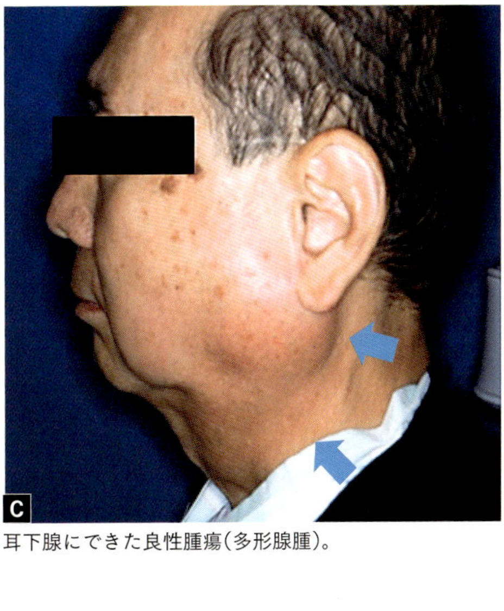

耳下腺にできた良性腫瘍（多形腺腫）。

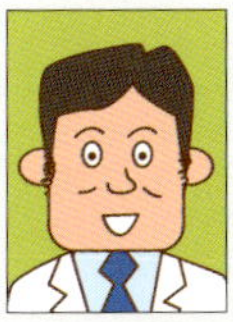

ADVICE　頬の病気のなかには、耳下腺の炎症や腫瘍（できもの）によるものがあります。

歯科医院で相談・口腔外科のある総合病院へ

10 あごの下が腫れる病気
顎《がっ》下《か》腺《せん》唾《だ》石《せき》症《しょう》

あごの下が腫れた場合には頬の炎症のように歯が原因の炎症によるものが多いのですが、それ以外にも顎下腺という唾液腺の炎症、唾液の通り道にできた石、腫瘍(できもの)などが原因であることもあります。

舌のつけ根に石？

40歳・女性のケース 数年前より食事前や食事中に、右あごの下が腫れるようになりました。腫れはある程度時間がたつとひくのですが、何度も繰り返して起こり、そのうち腫れにともなって痛みがでるようになりました。かかりつけの内科医に相談したところ、病院の口腔外科を紹介されました。レントゲン写真を撮影してもらったところ舌の付け根に石があり、「顎下腺唾石症」と診断されました。局所麻酔で舌の付け根の石をとってもらってからは右あごの腫れはなくなりました。

顎下腺唾石症とは

どんな病気？ 唾石症とは、唾液腺または唾液を排出する管の中に結石(唾石)が形成される病気です**A**。頬やあごの下にある唾液腺(耳下腺、顎下腺など)が腫れたり(「唾腫」といいます)、食事摂取時の痛み(「唾疝痛」といいます)が起こるのが特徴です。しばしば唾液の出口から細菌感染を起こし、膿が出ることがあります。

治療法は？ 顎下腺とはあごの下にある唾液腺です。顎下腺はほかの唾液腺よりも唾石ができやすいとされています。治療法としては外科的な摘出術を行います。もし唾石が深い場所にある場合には、唾液腺自体を摘出することもあります。

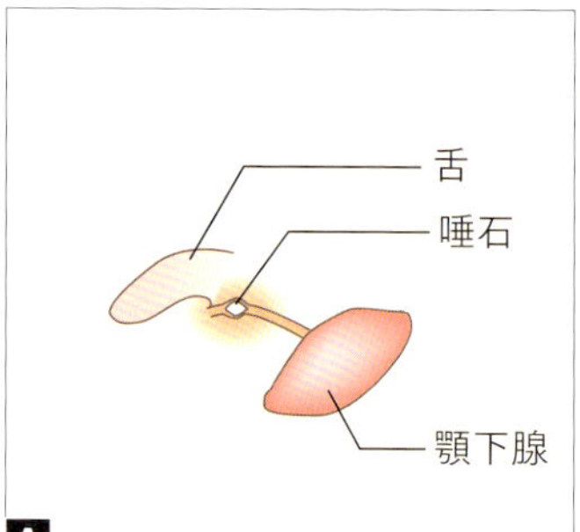

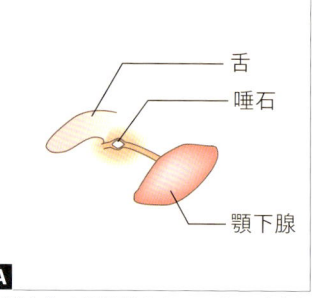

A 唾液を作る唾液腺から口の中に唾液を送る管に石ができることを、唾石症といいます。

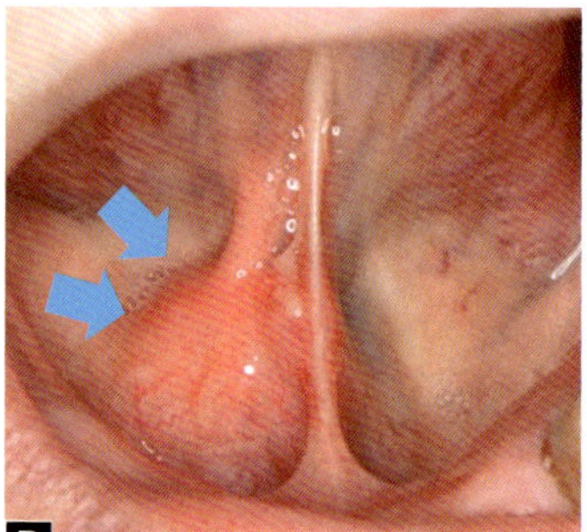

B 口腔内写真。矢印の部分が反対側に比べて腫れているのがわかります

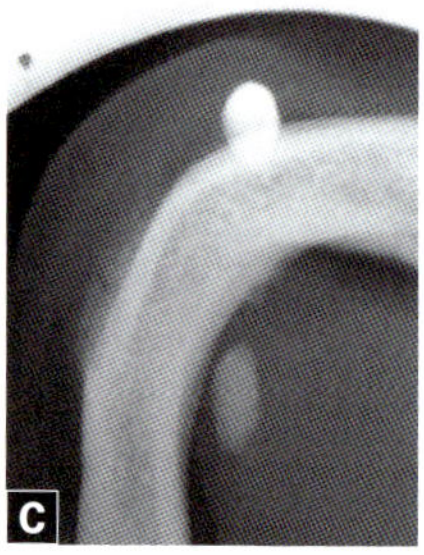

C

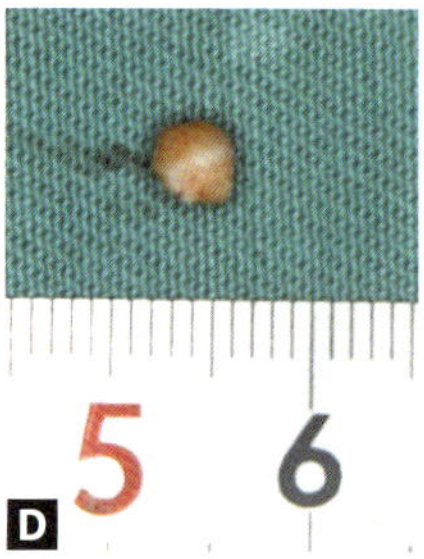

D

咬合法レントゲン写真と摘出された唾石。

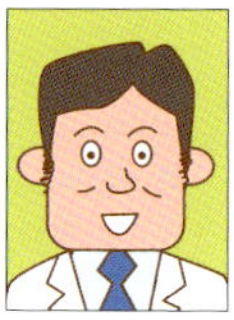

ADVICE もし突然唾液腺が腫れたり、食事のときに痛みを感じた場合、一度近所の歯医者さんを受診・相談し、精密検査を受けて下さい。

歯科医院で相談・口腔外科のある総合病院へ

PART 2
口の中の病気

1 口の天井が腫れる病気①
口《こう》蓋《がい》隆《りゅう》起《き》

口の天井の部分を口蓋とよびます。その口蓋に骨のでっぱりがあるのが口蓋隆起。ある日、見つけると、突然できものができたと驚くこともありますが……実際はどんな病気なのでしょう？

口の天井のこぶは一体……？

60歳・女性のケース　おせんべいを食べていたとき、口の天井におせんべいが刺さり痛くなってしまいました。3日たっても傷の痛みが続くため、気になって鏡を見てみると口の天井に硬い「こぶ」がありました。癌かと思い、怖くなって大学病院の口腔外科を受診したところ、そのこぶは「口蓋隆起」であるといわれました。歯ぎしりなどが原因で起こる骨の隆起であり、入れ歯の邪魔になるなどの場合でなければ、そのままでも問題ないといわれました。口の天井の傷は数日で治ってしまいました。

口蓋隆起とは

どんな病気？　口の天井を「口蓋(こうがい)」といいます。口蓋が腫れてくる病気には、「口蓋隆起」があります。口蓋隆起はおもに口蓋の真ん中にできる硬い骨の隆起です。原因は不明ですが、歯ぎしり(38ページ参照)と関係があるのではないかといわれています。

治療法は？　入れ歯の邪魔になる、などの場合でなければ取り除く必要はありません。

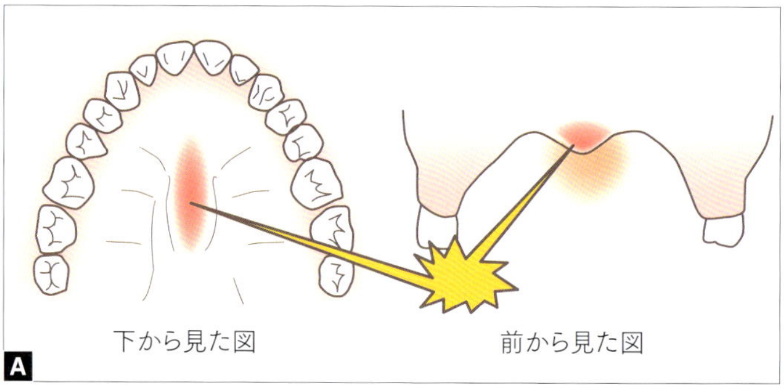

口蓋隆起は、口蓋の正中部(真ん中)に骨と同じ硬さであります。気にならなければ、処置をする必要はありません。

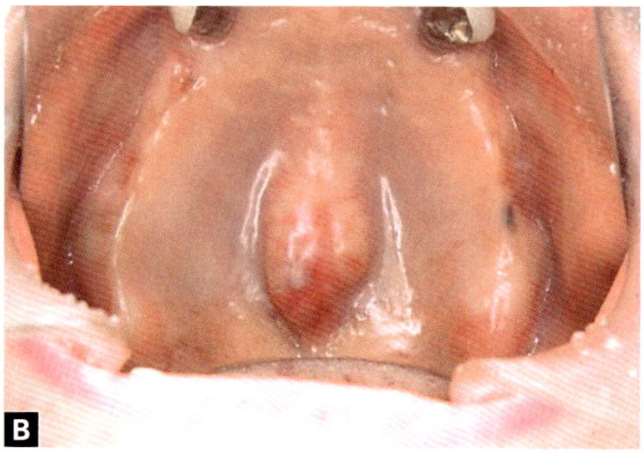

口蓋隆起にはさまざまな形があります。 **B**

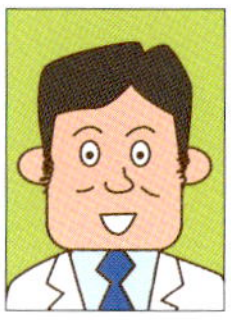

ADVICE　口蓋隆起は骨のふくらみですので、発音や食事の邪魔になる、入れ歯を作るときの邪魔になるといったとき以外は、治療の必要はありません。

まずは歯科医院へ

2 口の天井が腫れる病気②
口《こう》蓋《がい》腫《しゅ》瘍《よう》

口の天井の部分（口蓋）には、奥歯の内側の部分に唾液腺（唾液をつくる器官）があります。その器官から発生したのが口蓋腫瘍（唾液腺腫瘍）です。

上の奥歯の内側が腫れてきた？

42歳・男性のケース　「あれ、何か腫れてるなー、だけど痛みはないなー」なんとなく、舌で口の天井を触ったときに気がつきました。気になって鏡を見てみると口の天井の左だけが腫れています。「こぶ」みたいでしたが、痛みはありませんでした。上の奥歯が原因と思い、かかりつけの歯科医院を受診したところ、腫瘍の可能性があるということで、大学病院の口腔外科を紹介されました。いろいろな検査の結果、悪性ではなく良性の唾液腺腫瘍ということで、手術をしました。術後、こぶはきれいになくなり、食事も以前と変わりなく生活しています。

口蓋腫瘍とは

どんな病気？　口蓋が腫れる病気には「口蓋腫瘍」もあります。口蓋腫瘍には良性のものと悪性のものがあります。歯の発生に由来する「歯原性腫瘍」や唾液腺（口蓋腺）に由来する「唾液腺腫瘍」などは良性腫瘍のものが多いですが、口蓋の粘膜上皮に由来するものは悪性腫瘍（口腔癌）もあります。

治療法は？　口蓋腫瘍は全身麻酔での手術で取り除く必要があります。

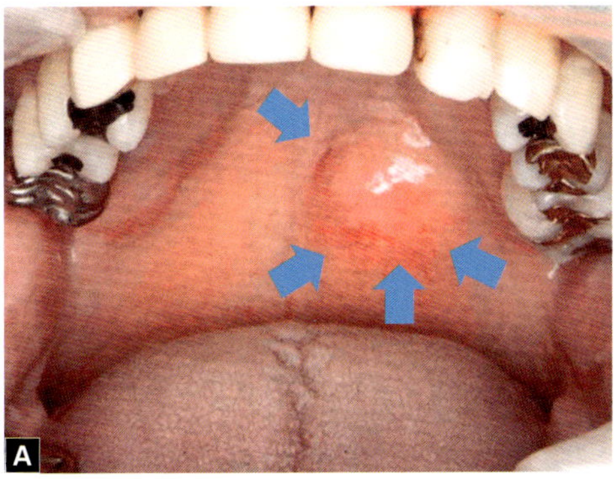

口蓋腫瘍（唾液腺腫瘍）。

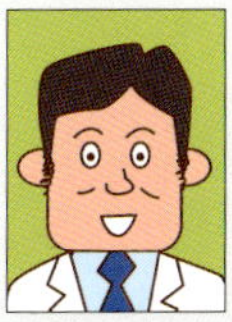

ADVICE　「口蓋隆起」は真ん中にあり、硬いという特徴があります。一方、「口蓋腫瘍」はいろんな場所、とくに奥歯の内側にできます。

歯科医院で相談・口腔外科のある総合病院へ

3 口の中に黒いふくらみができる病気 ほくろ・着色・血腫・悪性黒色腫

口の中にもほくろができます。ほくろ以外にも、血豆や、歯のかぶせ物の細かい金属粒子が粘膜に入り込んで黒く見えることもあります。

口の中の黒い部分、ふくらみがある

50歳・女性のケース 何か食べ物が歯に詰まった気がして頬っぺたを手で引っ張ってみたところ、何か黒い斑点のようなものを見つけて驚き、主人にみてもらいましたが、首をかしげるばかり。そこで、かかりつけの歯科医院で見てもらうことにしました。先生は、「口の中にもメラニン色素を作る細胞があり、ほくろだと思いますが、念のため大学病院で専門家に診てもらいましょう」と言われました。大学病院に行き、ほくろと言われて一安心、でも皮膚のほくろからできる「悪性黒色腫」も口の中にできると聞いてびっくりしました。

ほくろ・着色・血腫・悪性黒色腫とは

どんな病気？ 口の粘膜にも「ほくろ」ができることがあります。口の中のほくろは一般に平らであまりふくらみをもたず、大きさに変わりがありません。病気ではないので取り除く必要はありません。

そのほかに、何かの外来の色素が粘膜の中に入り込んで着色した状態や、粘膜を噛んだりして粘膜の下に血がたまった状態である「血腫」なども黒く見えることがあります。

ほくろに似た病気に「悪性黒色腫」というものがあります。悪性黒色腫は悪性腫瘍の仲間で、治療の後が非常に悪く、生命にかかわることの多い腫瘍です。ほくろよりもふくらみをもつことがあり、だんだんと大きくなります。

治療法は？ 「悪性黒色腫」なら手術で取り除き、抗がん薬の治療をします。ほかの腫瘍の可能性がある場合には、組織全体や一部を採って調べることもあります。

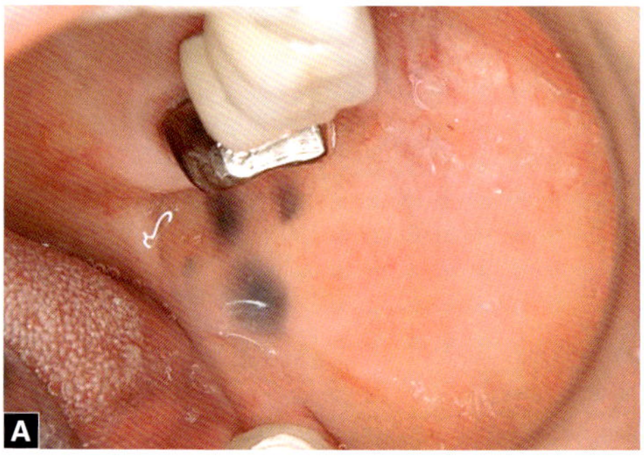

ほくろ。

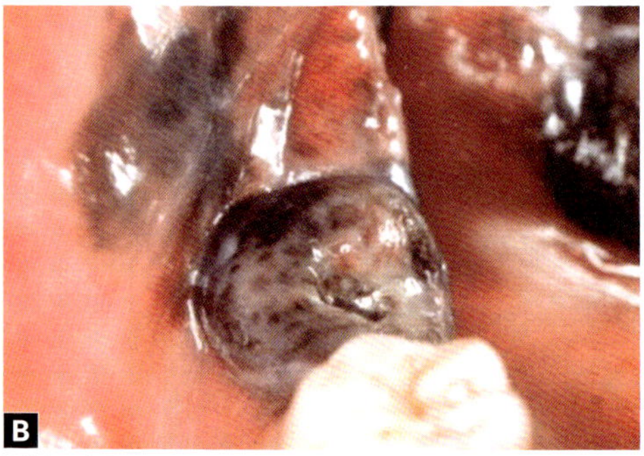

悪性黒色腫。

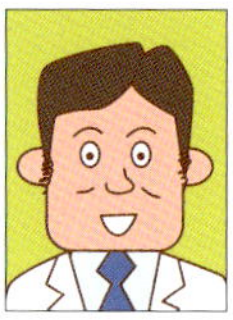

ADVICE 悪性黒色腫は予後の悪い腫瘍ですので、発見後は急いで医療機関に受診してください。

歯科医院で相談・口腔外科のある総合病院へ

4 舌が痛くなる病気 舌痛症

粘膜には異常がないのに舌の先のほうや横側がジンジン・ピリピリと痛くなります。夜なかなか眠れないなどの症状がともなうこともあります。

舌や口の中が焼けるように痛い！　ピリピリする！

55歳・女性のケース　最近、夜、寝つきが悪くなりました。気がつくと舌の先がピリピリと痛く、何かずっと違和感があります。日中、何かしているときは痛みなどを忘れるのですが、気になります。かかりつけの歯科医院で相談すると、「粘膜には異常がないと思いますが、一度専門家に見ておいていただきましょう」と大学病院の口腔外科へ紹介してもらいました。口腔内の粘膜の状態を見てもらい、細菌検査などしてもらい、「舌痛症」との診断を受けました。漢方薬を処方してもらい、症状は改善しました。

舌痛症（粘膜に異常がない場合）とは

どんな病気？　舌が痛くなる原因にはいろいろなものがあります。歯や食べ物で舌が傷ついたり、入れ歯などによる傷によるものもあります。

見た目に傷や粘膜の異常がない舌の痛みを「舌痛症」といいます。ときには味覚の異常を起こすことがあります。原因にはカビの一種（カンジダ菌）によるもの（「口腔カンジダ症」といいます）や、精神的なストレスがかかわっていることもあります。

治療法は？　カンジダ菌によるものであれば抗真菌薬を使用します。精神的なストレスがかかわっている場合には、ストレスの緩和によって症状が軽くなることもあります。漢方薬などで改善することもあります。

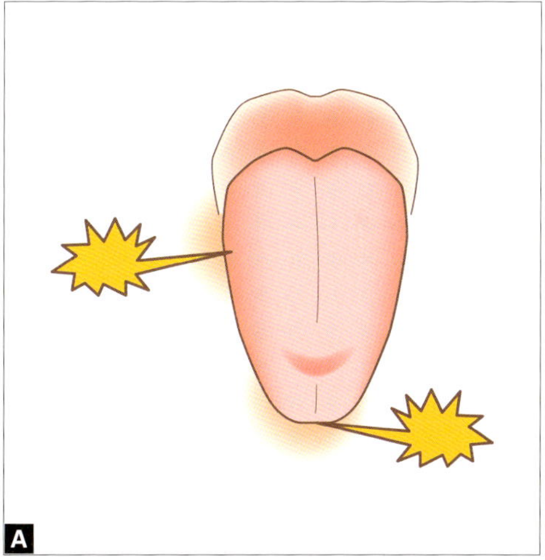

A

粘膜の荒れなどがないのに舌の先や横がピリピリしたりジンジンしたりします。唇などに同じような痛みが出ることもあります。

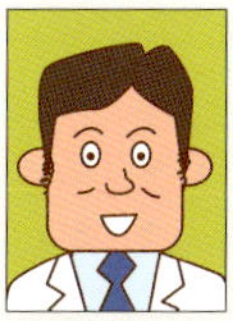

ADVICE　舌痛症には粘膜のあれや、傷、しこりがありません。中高年の女性に多い傾向があります。

歯科医院で相談・口腔外科のある総合病院へ

5 舌が白くなる病気①
舌苔《ぜったい》

舌の上に細菌が繁殖することで生じます。薬の服用などで口腔内常在菌のバランスが変わると黒くなることもあります。

舌の上に苔（こけ）？

58歳・女性のケース 息子から口が臭いといわれました。そのため歯科医院を受診しましたが、むし歯も歯槽膿漏（歯周病）もありません、といわれました。気になり口の中を鏡でみてみると、舌の表面が白くなっていました。知人に相談したところ、舌が白い病気は癌の可能性があると聞いたことがあるとのことでした。心配になり大学病院の口腔外科を受診したところ、「舌が白いのは“舌苔”というもので、ぬぐえばとれます」といわれ、舌ブラシという舌専用のブラシを使うようにいわれました。その後、子どもから口が臭いといわれることもなくなりました。

舌苔とは

どんな病気？ 舌の表面には「舌苔」という白いこけ状のものがあります。舌粘膜上皮が伸びたものに細菌や食べかす、粘膜のかすがついたものです。こすりとることができるもので、病気ではありません。

治療法は？ 舌の上に付いた細菌を除去することが大切ですので、ガーゼや歯ブラシなどで粘膜を傷つけないようにぬぐい取りましょう。舌専用のブラシを使って除去するのも容易でしょう。

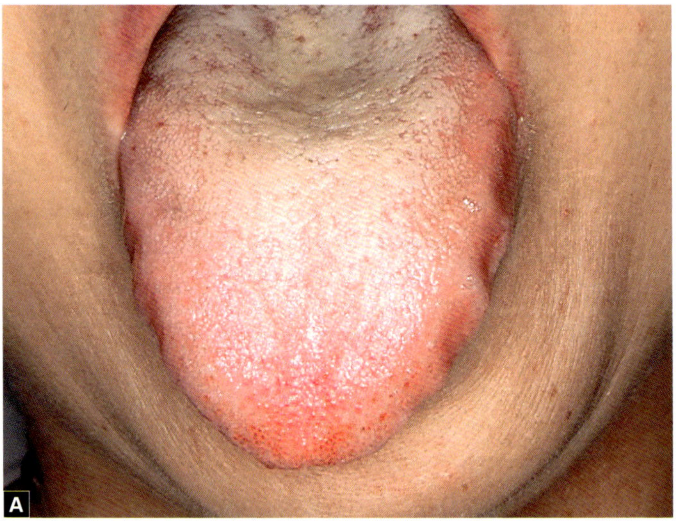

舌苔。舌の上に白い苔のようなものが見られます。口臭の原因にもなりますので、ガーゼや歯ブラシなどで除去しましょう。

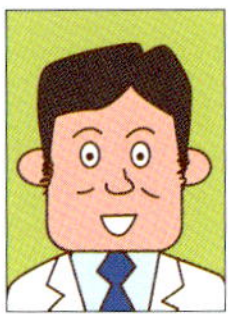

ADVICE 口臭の原因になるので取り除くようにしましょう。胃の具合や体調が悪いとひどくなりますので、体調管理にも注意が必要です。

まずは歯科医院へ

6 舌が白くなる病気②
舌白板症《ぜつはくばんしょう》・舌癌《ぜつがん》

白板症は前癌病変ですので、要注意です。舌癌の可能性もありますので、早めに専門病院へ！

早めに見てもらってよかったです

58歳・女性のケース　なんとなく舌がざらざらする気がして、鏡で舌を見て驚きました。舌の横側が白くなっています。気になって近くの歯科医院へ行ったところ、専門家に診断をしてもらったほうがよいということで大学病院の口腔外科を紹介してもらいました。大学病院では、細胞診*をしてもらい、前癌病変*の説明を受け、今も経過を見てもらっています。専門家に定期的に見てもらっており安心です。

*は column ⑤⑥で解説しています。

舌白板症とは

どんな病気？　こすりとれない舌の白いものに「舌白板症」と「舌癌」があります。舌白板症は粘膜の一部に角化の異常が起こる病気です**A**。舌の横が白くなり、ぬぐっても取れません。白板症の約10％に癌化が起こる**B**ことから「前癌病変」とよばれます。機械的刺激（歯や入れ歯による摩擦など）、喫煙、アルコール摂取に関係があるとされています。舌白板症は癌化の可能性があるため長期的な経過観察が必要です。

治療法は？　白板症の大きさによりますが、細胞診（表面をブラシで擦って細胞を調べる）や生検（組織の一部を取って調べる）にて診断し、定期的に経過を見て行きます。小さい病変や、悪性化を疑う場合にはすべて切除することになります。

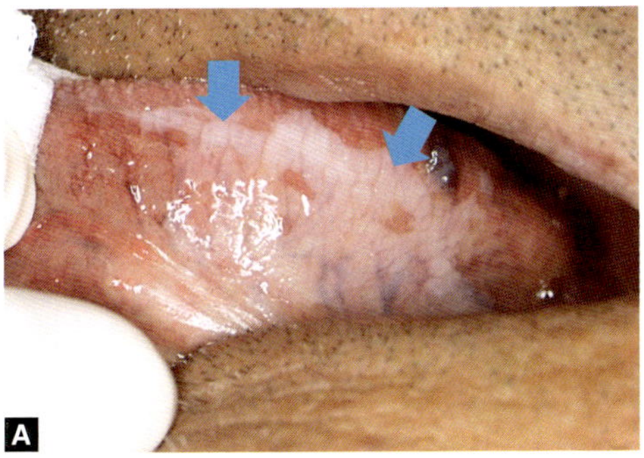

A
舌白板症。

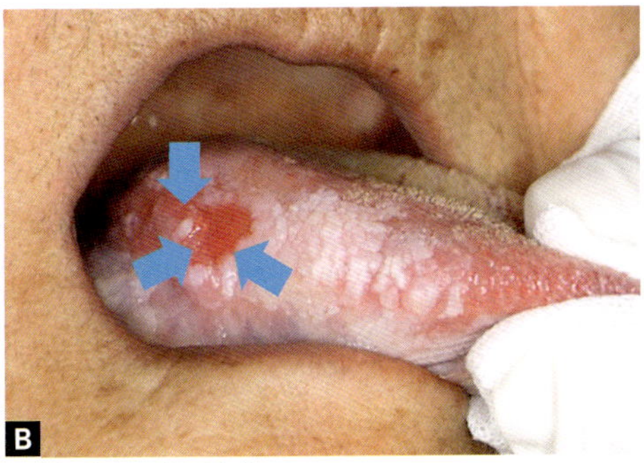

B
舌白板症の一部が癌化。

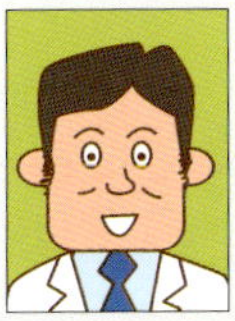

ADVICE　白板症は前癌病変ですので、専門医による診断と治療、定期的に経過をみることが大切です。

歯科医院で相談・口腔外科のある総合病院へ

column　ちょっとひと息⑤

「細胞診断」と「生検」ってなに？

細胞診断（細胞診）

病変の表面をブラシなどで擦り、採取した細胞を顕微鏡で観察し、異常な細胞（異型細胞）などを調べることにより、病変の有無や病変部の病理学的診断をするものです。

細胞診の検体は、採取が比較的容易、患者負担が少ない、特徴所見がある場合は病理組織診断に匹敵する確定診断を得ることができる、などの利点があります。癌検診などを目的に頻繁に行われています。

細胞診の結果は５段階で評価されます。

Class Ⅰ：異型または異常細胞がない

Class Ⅱ：異型細胞があるが悪性所見はない

Class Ⅲ：細胞学的に悪性を疑うが確定的ではない

Class Ⅳ：細胞学的に強く悪性を疑う

Class Ⅴ：細胞学的に悪性が確定的である

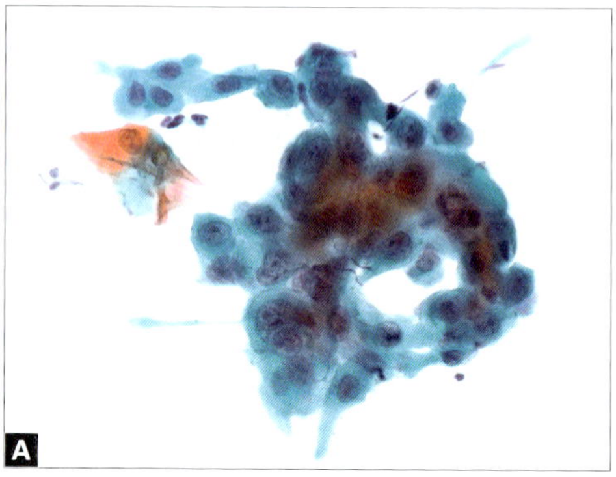

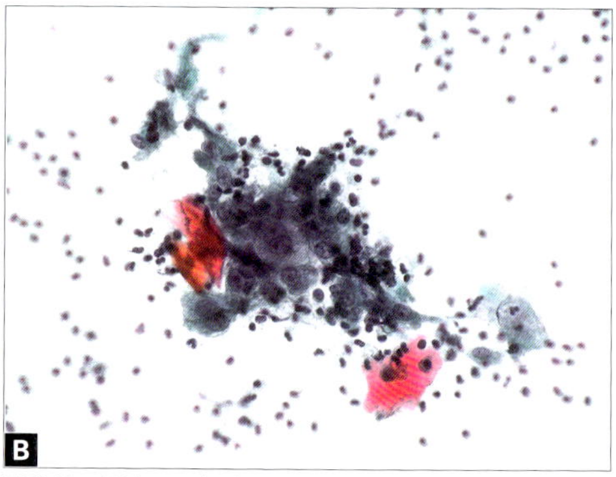

顕微鏡で観察した細胞。

生検（組織診）

病変組織の一部を、局所麻酔をしてからメスなどで切り取って、顕微鏡などで調べる検査です。この検査によって、病気を正確に診断します。癌の診断の場合にも、この検査によって診断を確定し、治療に進みます。

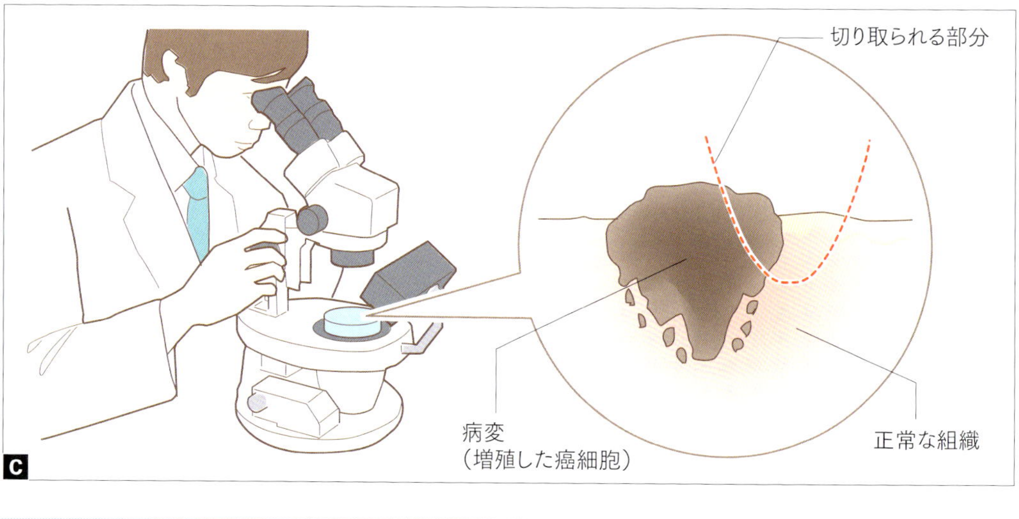

column　ちょっとひと息⑥

「前癌病変」ってなに？

「前癌病変」とは、癌になる可能性が正常の粘膜より高い病変のことです。口のなかの粘膜は常にさまざまな刺激にさらされています。歯との摩擦や、入れ歯や歯の被せ物による機械的刺激などもあります。喫煙、食物などによる化学的刺激や温熱刺激、さらには口腔内の細菌やウイルスによる刺激など、実にさまざまな刺激を口の粘膜は受けています。

とくに喫煙は、口のなかの粘膜上皮の角化異常の原因となり、白板症や癌を誘発する可能性が高いことが指摘されています。

これらを肉眼所見のみから診断することは困難であり、正確な診断のためには、細胞診断や生検(前ページ参照)による病理学的な判断が必要となります。

前癌病変は、臨床的には癌の初期病変と考えて切除することが原則です。病変が広範囲に広がってしまうとその処置は容易でなくなることもあり、その場合には専門医による定期的な経過観察が極めて重要です。

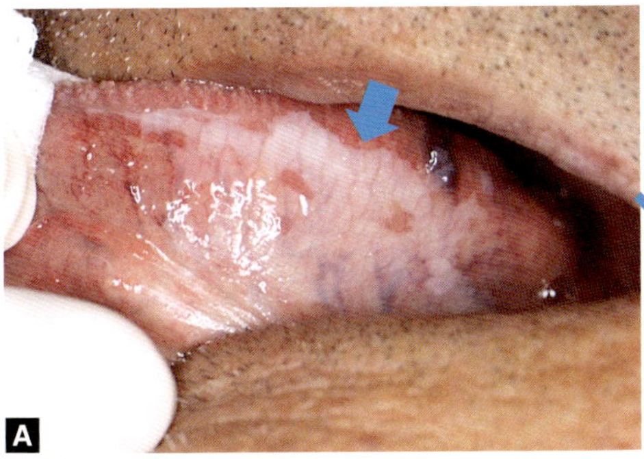

A
白板症。

5～10%が癌になる

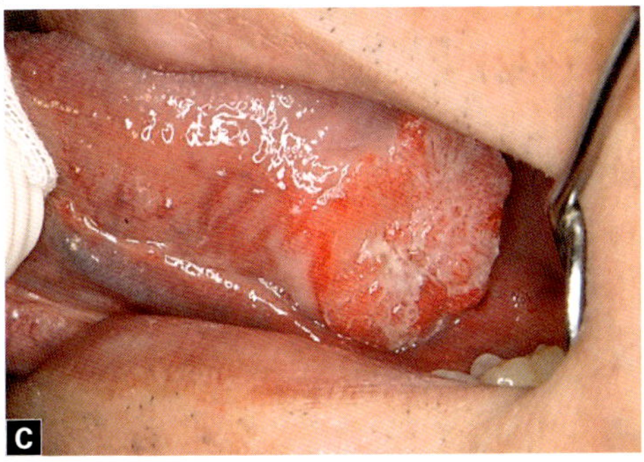

C
舌癌。

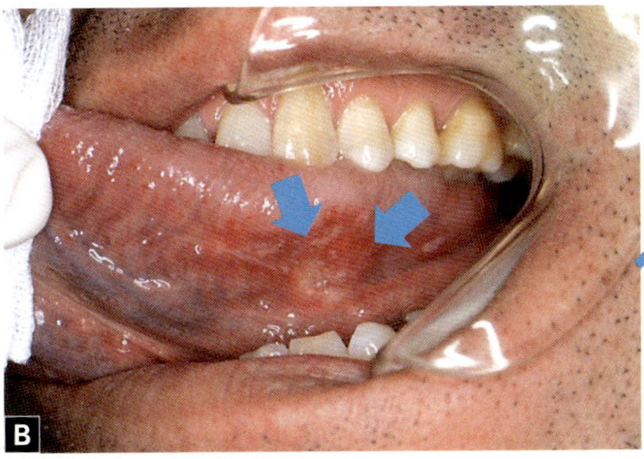

B
紅板症。

50%が癌になる

7 舌が痛くなる病気 舌潰瘍《ぜつかいよう》・舌癌《ぜつがん》

舌の潰瘍性病変には舌癌という怖い病気もあるので要注意です。２週間たっても潰瘍(口内炎)が治らないときには、早めに医療機関で相談しましょう。

舌がこすれているのを放置してました

38歳・男性のケース　以前より奥歯のとがったところが舌にこすれてしまい、痛みを感じていました。しばらくすると痛みがおさまっていたため放置していました。２か月間ほど舌に痛みを感じ、なかなか痛みがおさまらないため歯科医院を受診しました。大学病院を紹介されたところ「舌癌」と診断をされました。舌の病変部を手術によって切除し、現在は経過観察中です。

舌潰瘍・舌癌とは

どんな病気？　舌の潰瘍(傷)には「舌潰瘍」と先ほどの「舌癌」があります。舌潰瘍がなかなか治らない場合には舌癌を疑います。舌癌の特徴としては、潰瘍のまわりにしこりを感じる、潰瘍から出血している、するどい痛みがある、などがあげられます。しこりが大きくなると、舌の動きが悪くなってしまいます。

治療法は？　手術で癌を取り除くことが多いですが、放射線治療や抗がん薬の治療を行うこともあります。舌白板症と舌癌は舌の外側にできることが多いです。

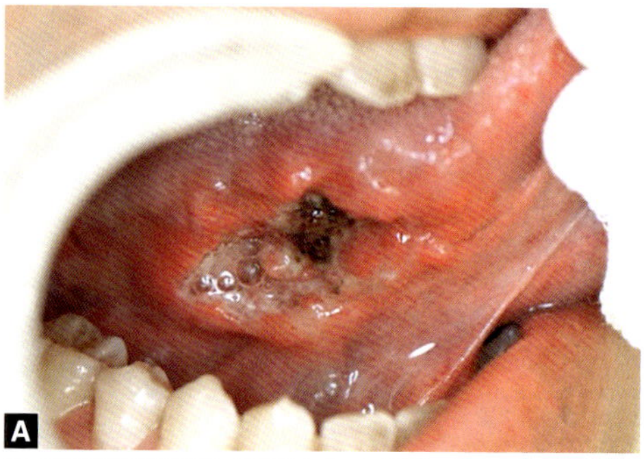

A 右の舌縁部(横側)に硬結(かたまり)を感じる潰瘍があります。

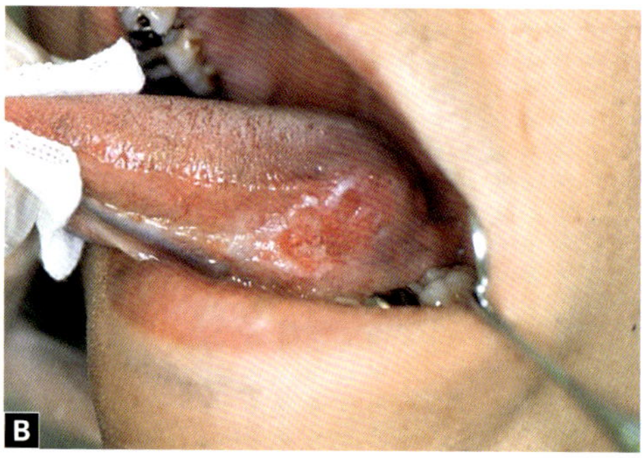

B 表面がざらざらした感じを認めます。触ると硬結(厚み)を感じます。

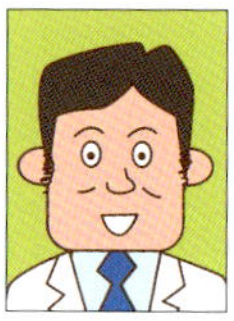

ADVICE　治療は全身麻酔で手術により「舌腫瘍」を取り除きます。「舌癌」では放射線治療と抗がん薬の治療を組み合わせることもあります。

歯科医院で相談・口腔外科のある総合病院へ

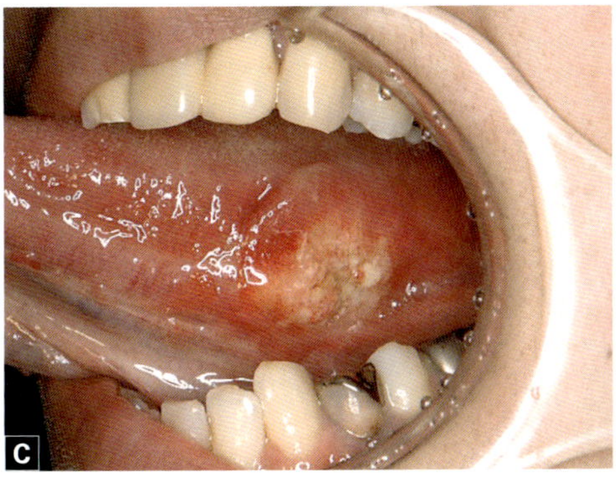

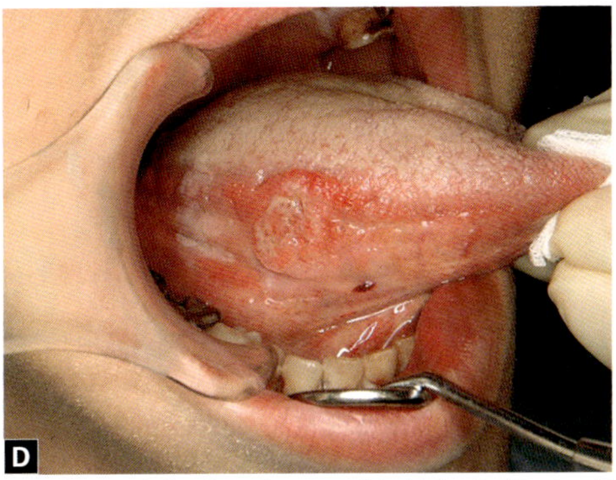

さまざまな舌癌。カリフラワーのような表面を認める癌や、表面の粗造(そぞう)感を認めます。いずれも厚みを感じるのが特徴です。

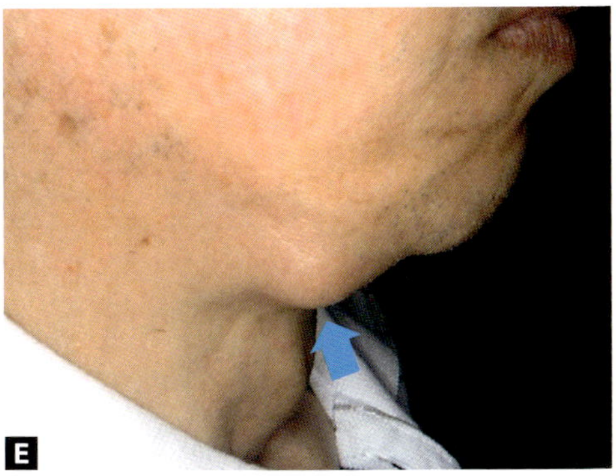

リンパ節転移。

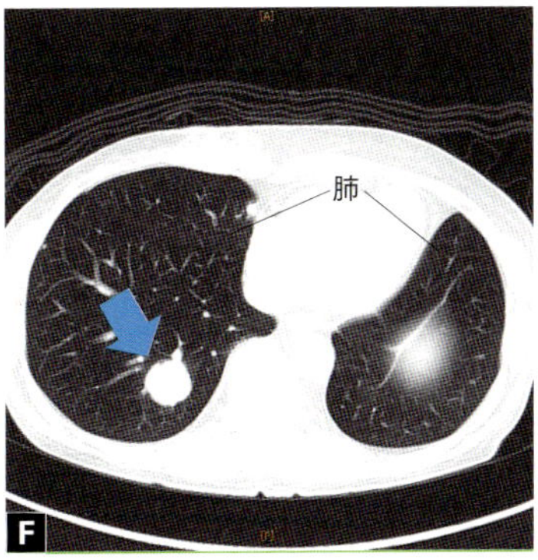

肺転移。→に示すところが肺に転移したところです。

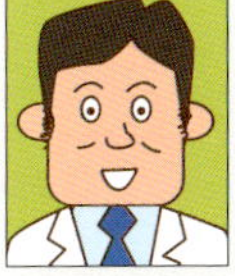

ADVICE　舌癌は早期のものであれば90%の方が治療によって助かりますが、進行した症例では首のリンパ節や肺などに転移し、死亡に至ることもあります。

歯科医院で相談・口腔外科のある総合病院へ

8 舌が腫れる病気①
舌リンパ管腫

舌が腫れる病気には良性のできものによるものがあります。血管腫(次ページ)、リンパ管腫など、若い年齢で見つかるものもあります。

舌の大きさが変わった？

9歳・女児のケース　娘の舌に何かふくらみがあることに気がつきました。近くの小児科を受診したところ大学病院を紹介されました。大学の口腔外科で「舌リンパ管腫」と診断されました。それから年に1度、口腔外科を受診し、6年間経過観察してもらっています。大きくならなければそのまま経過観察でいいといわれました。

舌リンパ管腫とは

どんな病気？　舌にできる腫れで痛みのないものは、「リンパ管腫」「血管腫」「線維腫」(次ページ参照)などの「舌良性腫瘍」の可能性があります。CTやMRIで診断をします。

治療法は？　良性腫瘍は悪性のものより一般的に病気の期間が長く、大きくならなければ治療しなくてよいこともあります。

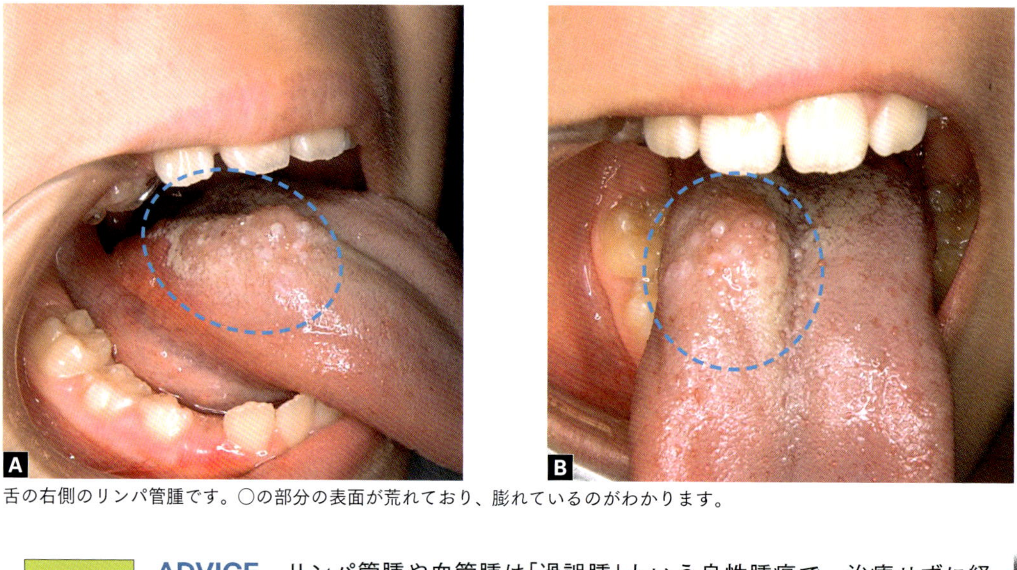

舌の右側のリンパ管腫です。○の部分の表面が荒れており、膨れているのがわかります。

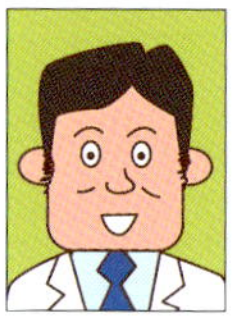

ADVICE　リンパ管腫や血管腫は「過誤腫」という良性腫瘍で、治療せずに経過をみることも多い病気です。

歯科医院で相談・口腔外科のある総合病院へ

9 舌が腫れる病気② 舌線維腫、舌血管腫

舌の良性腫瘍には、上皮下の線維組織が増生した「線維腫」や「脂肪腫」などさまざまなできものができます。簡単な手術で切除することができ、後遺症もほとんどありません。

舌のふくらみが大きくなって

15歳・男子のケース 舌の裏に何かふくらみがあり、気になるため前歯でこすったりしていました。少し、大きくなった気がして、母親に相談しました。近くの内科を受診したところ大学病院口腔外科を紹介されました。大学の口腔外科で「舌線維腫」と診断されました。局所麻酔で切除してもらいました。違和感もなくすっきりしました。

舌線維腫、舌血管腫とは

どんな病気？ 舌の表面が腫れている場合には「舌線維腫」「舌血管腫」などの「舌腫瘍」を疑います。腫瘍には良性のもの（舌良性腫瘍）、悪性のもの（癌）があり、一見してもわかりにくいものもあります。

治療法は？ 痛みをともなわないのに腫れていることも多く、専門的な医療機関を受診してみてください。

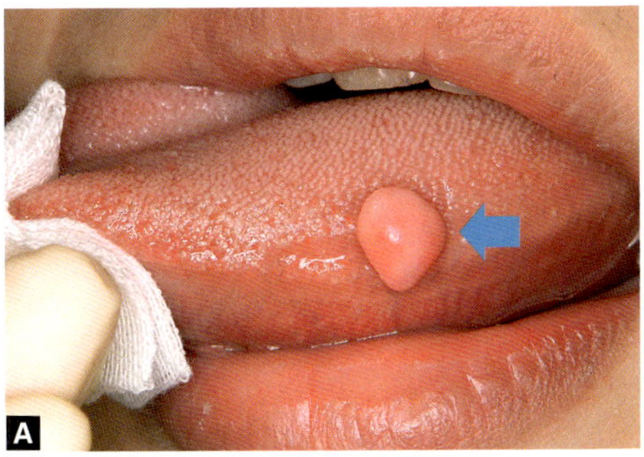

A 舌線維腫（良性腫瘍）。

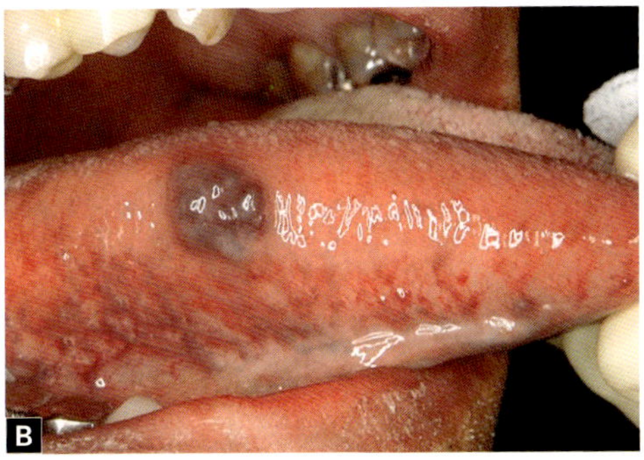

B 舌血管腫（良性腫瘍）。

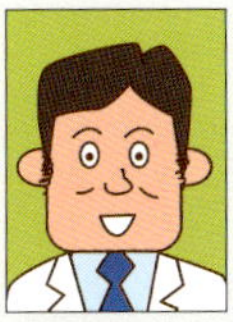

ADVICE 良性か悪性かを専門的な医療機関で判断してもらいましょう。

歯科医院で相談・口腔外科のある総合病院へ

10 舌足らずの病気
舌《ぜつ》小《しょう》帯《たい》強《きょう》直《ちょく》症《しょう》

言葉を覚える前に治療したほうがよいでしょう。日本語や英語の発音が正しくできなくなる原因にもなります。

舌が伸びない？

6歳・男児のケース　3歳児検診のとき、歯科医師に「舌のさく」が短いといわれました。言葉が少し舌足らずな感じがしましたが、子どもだからかな？と思い、あまり気に留めていませんでした。就学時検診でも歯科医師に同様の指摘を受けたため病院の口腔外科を受診したところ、「舌小帯強直症」と診断されました。舌の運動の検査で上くちびるがなめられず、運動障害があるといわれました。部分麻酔で舌のさくを切る手術を受け、上くちびるもなめられるようになりました。

舌小帯強直症とは

どんな病気？　舌のうらにある真ん中のさくを「舌小帯」といいます。舌小帯が短く、舌の動きが悪いことがあり、これを「舌小帯強直症」といいます。上くちびるをなめることができない、ラ行の発音がしにくいなどの症状があります。舌を前に伸ばしたときに舌がハート型になれば舌小帯強直症といえるでしょう。

治療法は？　舌小帯を切ってのばす手術で、部分麻酔でもできるものです。

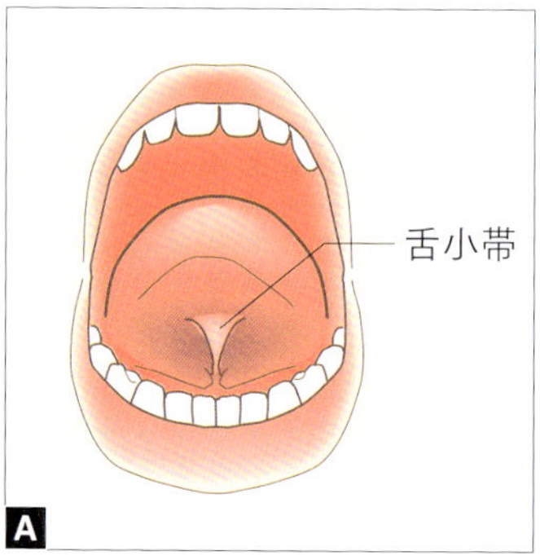

A 安静時。

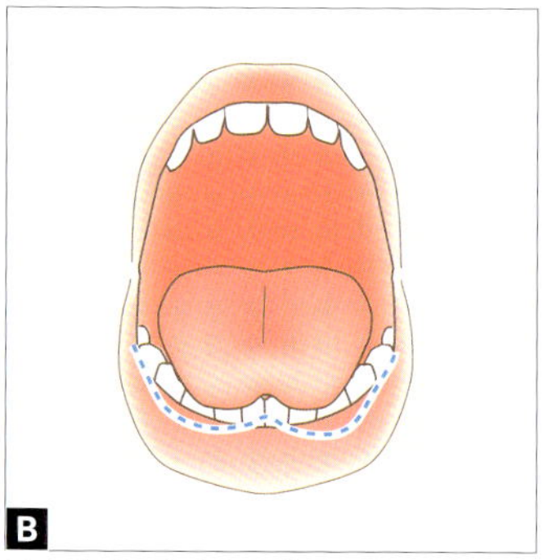

B 舌を伸ばしたとき、先がハート型に。

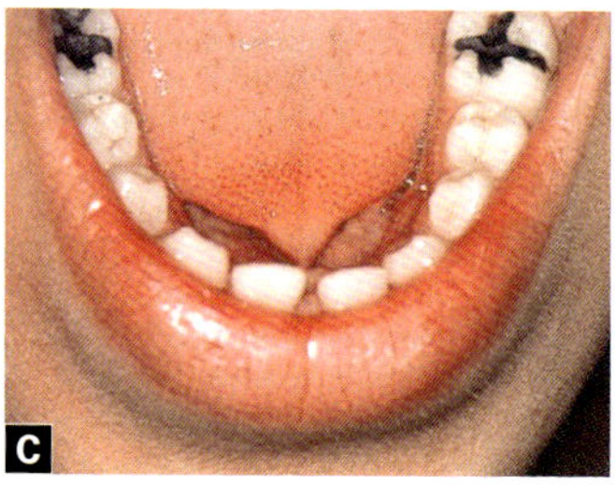

C 舌小帯強直症（治療前）。

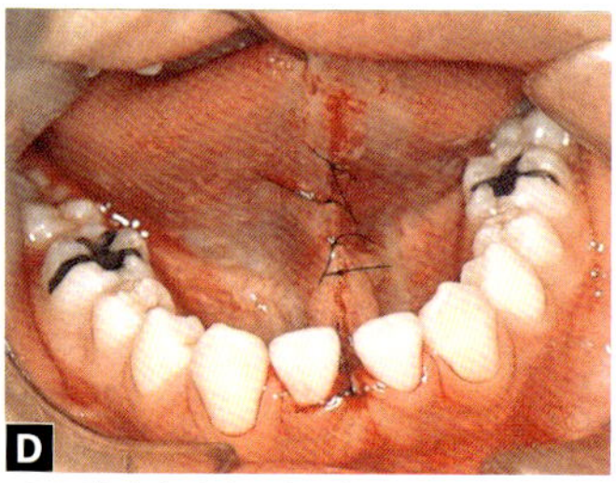

D 舌小帯強直症（治療後）。舌小帯を切る手術をしました。

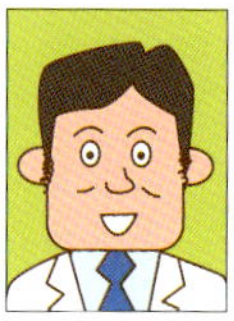

ADVICE　言葉を覚える前、発音が大切になる前が手術の適応になりますので、手術の時期は小学生になる前がよいでしょう。

歯科医院で相談・口腔外科のある総合病院へ

11 舌の裏に水ぶくれができる病気 ブランディンヌーン嚢胞《のうほう》

舌の裏にある小さな唾液腺が原因で、唾液の流出障害から唾液が溜まってできる水ぶくれです。

この水ぶくれは何？

7歳・男児のケース 息子の歯を磨いているときに舌の裏に水ぶくれがあることに気づきました。かかりつけの歯科医師に相談したところ大学病院を紹介されました。「ブランディンヌーン嚢胞」と診断され、部分麻酔で取り除く手術をしてもらいました。

ブランディンヌーン嚢胞とは

どんな病気？ お口の中には無数の小さな唾液腺が存在します。ブランディンヌーン嚢胞とは、舌の先の下面にある唾液腺(前舌腺)が下の前歯の慢性刺激によって損傷を受け、唾液の流出障害が起こることにより発生すると考えられています。

治療法は？ 部分麻酔で嚢胞の摘出術を行います。

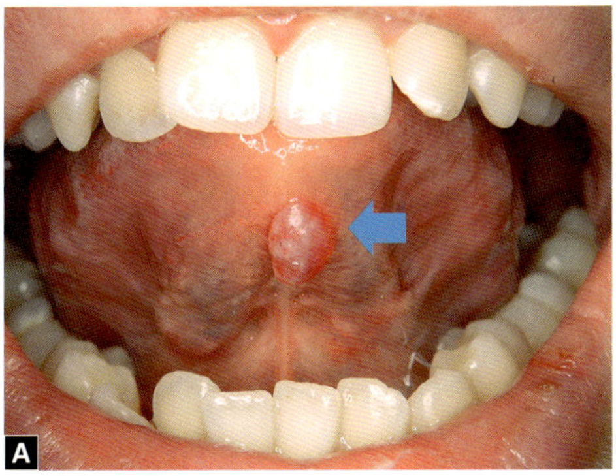

A ブランディンヌーン嚢胞。

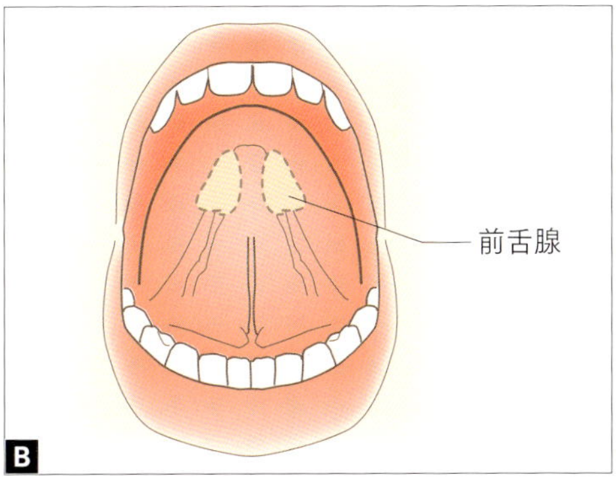

B 前舌腺の位置。

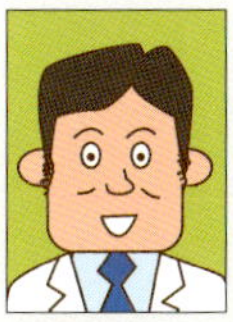

ADVICE 小さい子どものブランディンヌーン嚢胞は手術後、再発を繰り返すことがあります。

歯科医院で相談・口腔外科のある総合病院へ

12 口の底の真ん中が腫れる病気
類《るい》皮《ひ》嚢《のう》胞《ほう》・類《るい》表《ひょう》皮《ひ》嚢《のう》胞《ほう》

口底部(舌の下)にできる風船のような病気です。必ず、正中(真ん中)にできます。ゆっくり大きくなるので大きくなるまで気がつかないことが多い病気です。

舌の裏(真ん中)が腫れている

24歳・男性のケース　むし歯のため受診した歯科医院で舌の裏が腫れている、といわれました。病院の口腔外科を紹介されたところCT検査やMRI検査をされ、「類皮嚢胞」か「類表皮嚢胞」だね、といわれました。徐々に大きくなり、舌の動きが悪くなる可能性があるそうなので、全身麻酔で手術を受けました。

類皮嚢胞、類表皮嚢胞とは

どんな病気？　「類皮嚢胞」および「類表皮嚢胞」とは、嚢胞(液体を入れた袋)の中に皮膚の成分を含むものをいいます。皮膚の成分には、上皮の他に皮脂腺、汗腺、毛嚢などがあり、嚢胞にこれらの皮膚付属器官を含むものを「類皮嚢胞」とよびます。一方で、上皮成分のみで皮膚付属器官を含まないものを「類表皮嚢胞」といいます。発生部位によって「舌下型」、「オトガイ下型」に分けられます。

これらは先天的な原因と、後天的な原因によって発生すると考えられています。先天的な原因には、胎生期の異常によるものがあります。後天的な原因としては、外傷などによって上皮または表皮が組織内に迷入することで生じるといわれています。

治療法は？　外科的に嚢胞を摘出する方法があります。摘出にあたっては、嚢胞の壁が厚いので、他の組織から剥がすことは比較的容易です。舌下型では、口の中からアプローチして摘出します。手術は全身麻酔で行います。

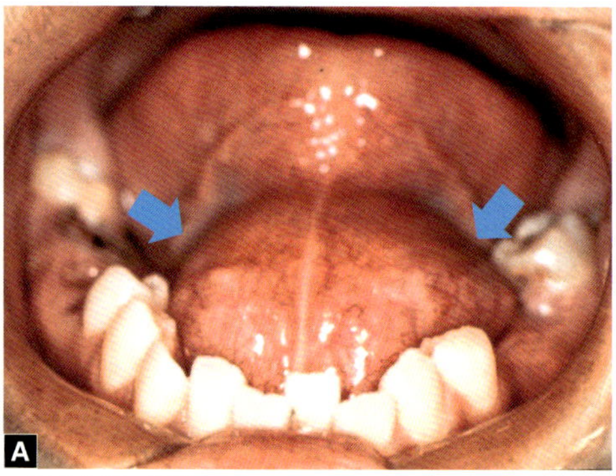

口底正中部の腫脹。

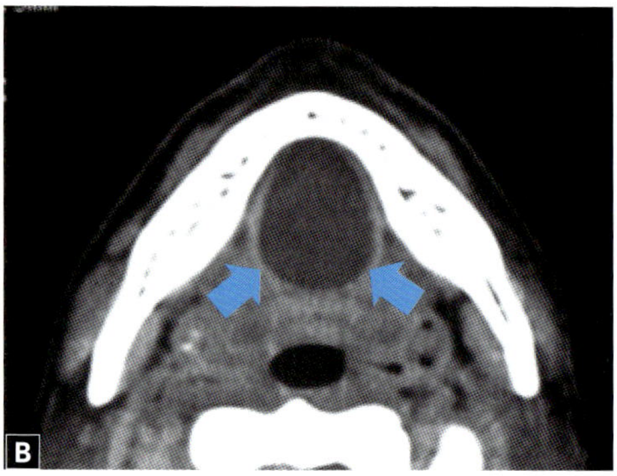

CT画像。丸く黒くなっている部分が病気の部分。真ん中にあるのが特徴です。

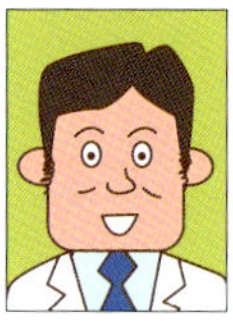

ADVICE　嚢胞の摘出は口腔内からのアプローチが主流ですが、「オトガイ下型」の場合には皮膚切開を要することがあります。

歯科医院で相談・口腔外科のある総合病院へ

13 口の底に水ぶくれができる病気 ガマ腫

口の底に水ぶくれができます。右か左かどちらかの舌の下が腫れるのが特徴です。舌下腺という唾液腺からの唾液の流出障害が原因です。

右側の舌の下が腫れている

20歳・男性のケース 右側の舌の下が腫れてきました。痛みはなく何日か経つと大きさが小さくなったので放置していましたが、また腫れてきたので気になり、かかりつけの歯科へ行ったときに相談しました。ガマ腫ではないかといわれ、病院の口腔外科を紹介されたところ、やはりガマ腫で、局所麻酔でガマ腫の囊胞(唾液がたまった袋)に穴をあけて唾液の流出障害を治す手術を受けました。

ガマ腫とは

どんな病気？ ブランディンヌーン囊胞と同じで、舌下腺という大きな唾液腺の排泄障害によって生じる囊胞です。大きいものでは舌がもちあげられることにより食事や発音がしにくい症状がみられることもあります。

治療法は？ 部分麻酔で囊胞に穴を開ける(開窓療法)で対応します。何回も何回も再発を繰り返すような場合には全身麻酔で舌下腺摘出を行うこともあります。

口底部(舌の下)が腫れています。中には唾液が溜まっています。

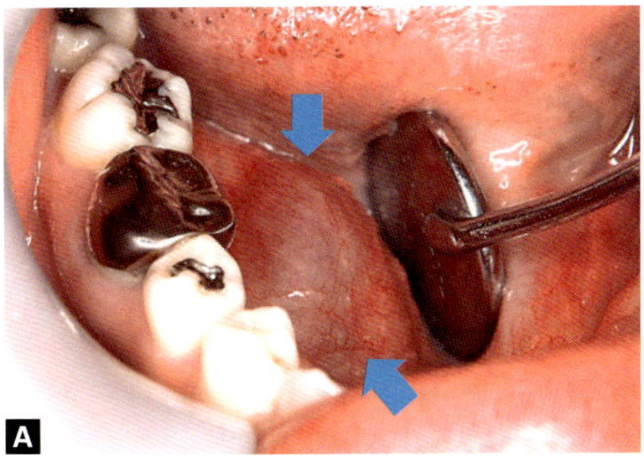

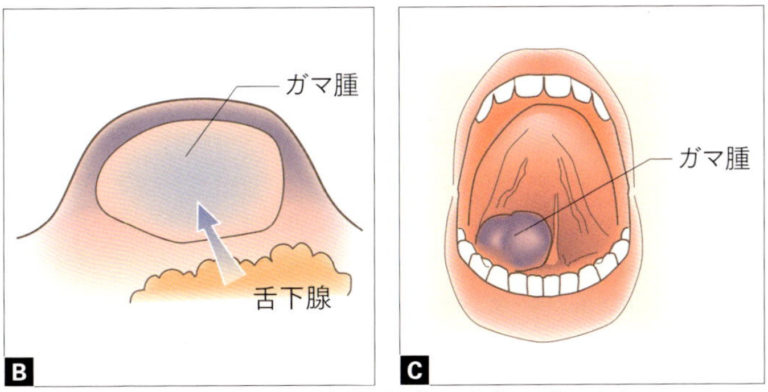

舌下腺から唾液が口の中にうまく流出できずに、たまって生じます。

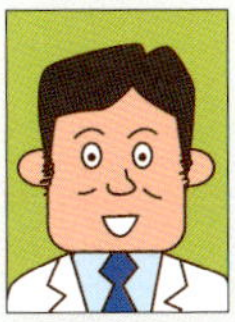

ADVICE 類皮囊胞、類表皮囊胞(前ページ参照)は真ん中、ガマ腫は左右のいずれかに偏っています。ガマ腫の開窓療法では再発がしばしばみられます。再発を繰り返すものは全身麻酔で唾液腺自体の摘出を行います。

歯科医院で相談・口腔外科のある総合病院へ

14 くちびるの一部に水ぶくれができる病気

下《か》唇《しん》粘《ねん》液《えき》嚢《のう》胞《ほう》

口唇には、口唇腺という唾液を作る小さい器官があります。その唾液腺からの唾液の流出障害が原因で粘膜の下に唾液がたまる病気です。

唇に水ぶくれができた

10歳・男児のケース ある日子どもが、唇にこんな水ぶくれができたーと言ってきました。唇をめくってみると本当に水ぶくれができています。驚いて、近くの小児科へ連れて行ったところ、唇なので口腔外科へ紹介しますと言われ、大学病院の口腔外科を受診しました。口腔外科では、局所麻酔で嚢胞を摘出する手術を受け、その後、水ぶくれができることはありません。

粘液嚢胞とは

どんな病気？ くちびるにも唾液腺(67ページ参照)があります。「口唇腺」という唾液腺の損傷(くちびるを噛んでしまう、ぶつけてしまう)によって唾液がうまく出てこなくなり、組織内にたまってしまう水ぶくれを「粘液嚢胞」といいます。

治療法は？ 局所麻酔で嚢胞を摘出します。原因になった口唇腺もともに摘出することで再発を防止します。

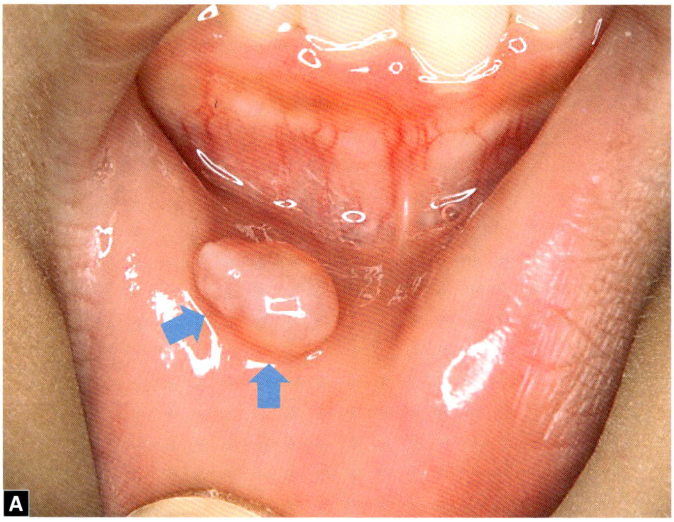

粘液嚢胞。唇に水ぶくれがあるのがわかります。

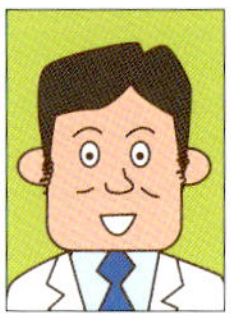

ADVICE 水ぶくれができたら、つぶさずに医療機関を受診してください。

歯科医院で相談・口腔外科のある総合病院へ

15 口の角がひびわれる病気 口角炎

口の角がひび割れる病気です。カンジダ(カビ菌の一種)が原因で、口の中にもカビが生えていることもありますので、要注意です。

口角が割れて、口をあけるたびに痛い

70歳・男性のケース 口の角が割れて、少し、血も出ます。入れ歯の出し入れの時にどうしても痛いので、かかりつけの歯科医院に相談したところ、軟膏をもらいました。一時的にはよくなりましたが、また同じ症状が続くので、かかりつけの先生と相談して大学病院の口腔外科を受診しました。検査の結果、カンジダ(カビ菌の一種)が原因と言われ、抗真菌剤の軟膏を塗って、よくなりました。

口角炎とは

どんな病気？ 口の両端を「口角」といいます。口角炎とは、その部分にひび割れができてしまい、口を開けるときに痛くなるものです。

細菌感染、カビの一種のカンジダ(64ページ参照)、ウイルス、薬剤、ビタミン不足などが原因といわれており、必要に応じて細菌検査や血液検査を行い、原因を調べる必要があります。

治療法は？ 口内炎と同じで、お口の中の清掃と、軟膏を使います。

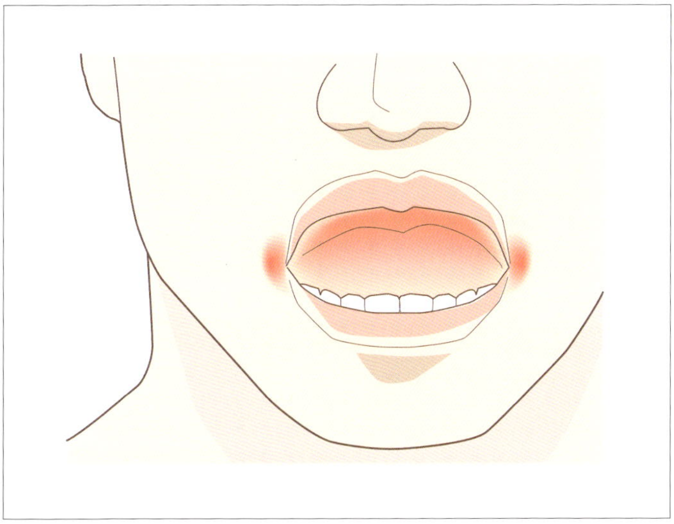

口角炎。

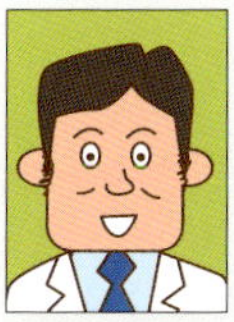

ADVICE 口角炎ができたら口腔カンジダ症の可能性もあります。一度医療機関を受診されることをお勧めします。

まずは歯科医院へ

16 歯ぐきの病気①
歯槽膿漏(歯周病)・エプーリス

歯ぐきの腫れの原因は、歯周病であることがもっとも多いですが、できものの場合があります。歯ぐきにできる良性のできもののことをエプーリスといいます。

妊娠したときの歯ぐきの腫れは?

24歳・女性のケース 妊娠中につわりがひどく、歯ブラシをすると吐き気が起こるため、十分に歯ブラシができませんでした。そのせいか、歯ぐきが腫れてきてしまい、かかりつけの歯科医院を受診しました。歯槽膿漏の治療をしてもらいましたが、腫れがおさまらないため、病院の口腔外科を紹介されました。「妊娠性エプーリス」と診断され、出産後に腫れが小さくなったり、消えることがある、と説明されました。出産までは歯槽膿漏の治療やうがいを行い、口の中をきれいにすることを心がけていました。出産後、しだいに腫れは小さくなり、やがてすっかり消えてなくなりました。

歯槽膿漏・エプーリスとは

どんな病気? 「歯槽膿漏(歯周病)」の原因は、歯垢(プラーク)や歯石に存在する細菌とそれらが作り出す物質(毒素)によるものです。症状は歯ぐきの腫れや出血です。治療法は、原因である歯垢や歯石などを歯ブラシやスケーラー(歯石を除去する器具)で除去します(88ページ参照)。

これと似た歯ぐきの腫れを「エプーリス」といいます。エプーリスは、歯肉に生じた良性腫瘍の仲間です。歯に適合の悪いクラウンなどの被せ物や、レジンなどの詰め物による機械的な刺激が歯肉に加わったり、歯槽膿漏で歯ぐきに慢性的な炎症がある場合にできるとされています。また、妊娠時に女性ホルモンのバランスが崩れるとできる方もいます。

治療法は? エプーリスを取り除く手術を行います。部分麻酔でもできる手術です。

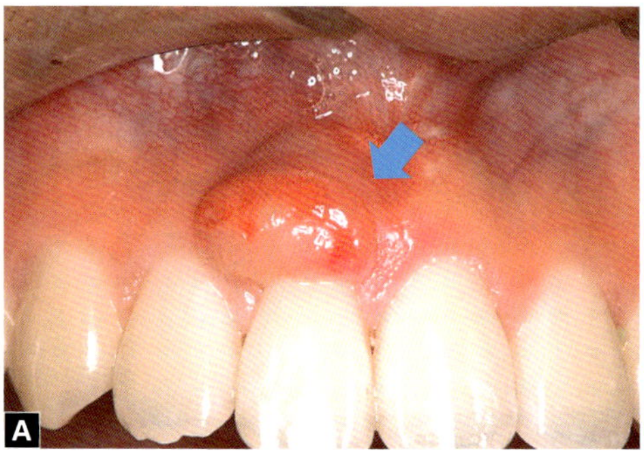

エプーリス。

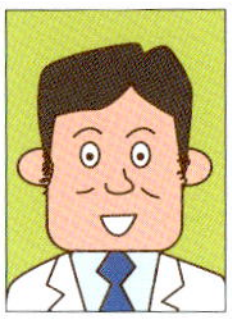

ADVICE 「妊娠性エプーリス」は出産後、消失する可能性がありますが、ほかのエプーリスは切除が必要です。

まずは歯科医院へ

17 歯ぐきの病気②
歯肉癌

歯槽膿漏やエプーリスと似た病気ですが、痛みがないと思って放置していると、癌という怖い病気の可能性もあります。2週間以上治らない歯ぐきの腫れは歯科医師の先生にチェックしてもらいましょう。

歯周病かと思っていると？

60歳・男性のケース　以前から歯周病で悩まされていましたが、仕事が忙しく、かかりつけの歯科医院に2年ほど行っていませんでした。歯が浮くような感じと何かいつもと違う腫れを歯ぐきに感じてかかりつけの歯科医院を受診しました。腫れを見た先生から「歯周病とは違うようですので、一度専門医に診てもらいましょう」と言われ、大学病院の口腔外科を紹介されました。「何かできもののようなものですね」と言われ、生検をした結果「歯肉癌」と診断され、治療を受けました。早期であったため歯ぐきを切除するだけで、再発や転移もありませんでした。早期に発見して、本当に良かったです。

歯肉癌とは

どんな病気？　「歯槽膿漏」（歯周病）や「エプーリス」と見た目は似ていますが、恐ろしい病気に「歯肉癌」があります。歯肉癌は悪性腫瘍で、一部が白くなったり、潰瘍やしこりができます**A**。出血や痛みをともなうこともあり、骨を壊すこともあります**B**。

治療法は？　手術で癌を取り除くことが多いですが、放射線治療や抗癌薬の治療を行うこともあります。

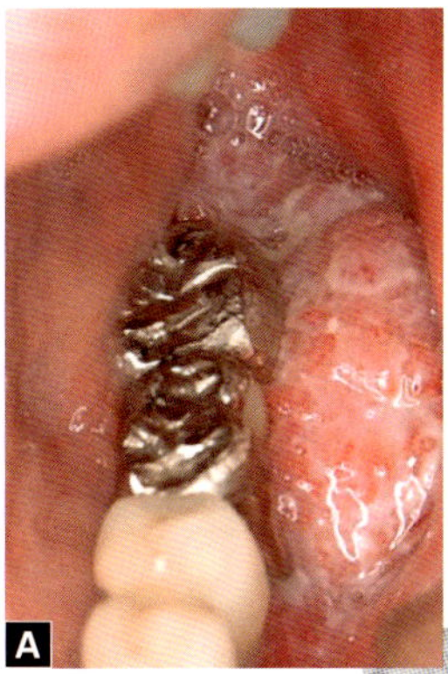

歯肉癌。

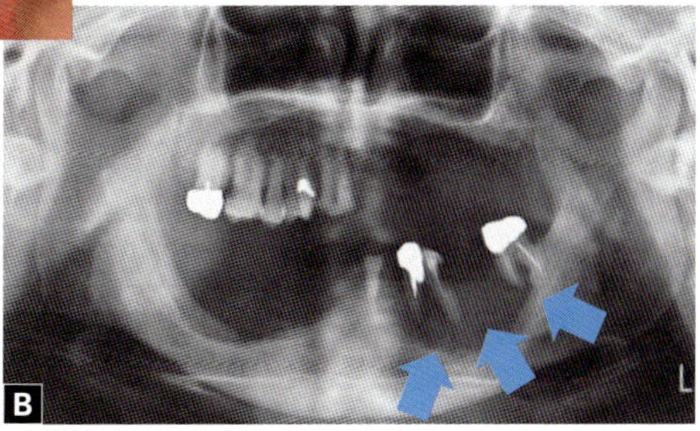

歯肉癌患者のレントゲン写真。

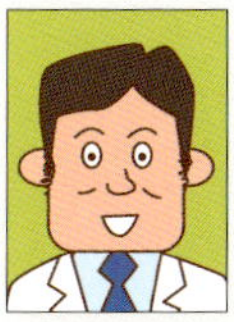

ADVICE　歯槽膿漏、エプーリス（62ページ参照）、歯肉癌はよく似ています。こまめに歯科医院を受診し、歯槽膿漏の治療をしておけば、歯肉癌の早期発見につながります。

歯科医院で相談・口腔外科のある総合病院へ

18 口の中に白い部分がある病気
口腔カンジダ症

口の中にカビがと驚くかもしれませんが、常在細菌のバランスの変化でカビ菌の一種が増殖して、びらん(ただれ)や粘膜の肥厚、痛みなどを生じる場合もあります。

口の中に白い苔のようなものが……

67歳・男性のケース　2か月ほど前から頬の内側や、口の天井(口蓋)、口唇に白い苔のようなものが散在しているのを見つけました。うがいをしても、苔のようなものは取れず、範囲が広がり、食事のときに痛みもでてきたので心配になり、かかりつけの歯科医院を受診して、相談したところ、大学病院の口腔外科で精査するように言われました。口腔外科では細菌検査を行い、カンジダ菌が検出されたということで、抗真菌薬を処方されました。うがいと内服で、白い苔のようなものは消え、痛みも消えました。

口腔カンジダ症とは

どんな病気？　カンジダ症とは、お口の中の常在菌(ふつうの場合でもいる菌)であるカンジダ菌(カビの一種)による感染症です。病原性が低いため、健康な人のお口には発症は認められません。体力や抵抗力が低い乳幼児や老人、悪性腫瘍・免疫不全・糖尿病などの基礎疾患をもった患者に発症します。また抗菌薬やステロイド薬の長期投与により、お口の中にいる細菌のバランスが崩れたときに発生しやすいといわれています。頬の粘膜や舌表面に、拭うことができる白い白斑ができることが特徴です。

治療法は？　抗真菌剤の軟膏やうがい薬、飲み薬の投与を行います。

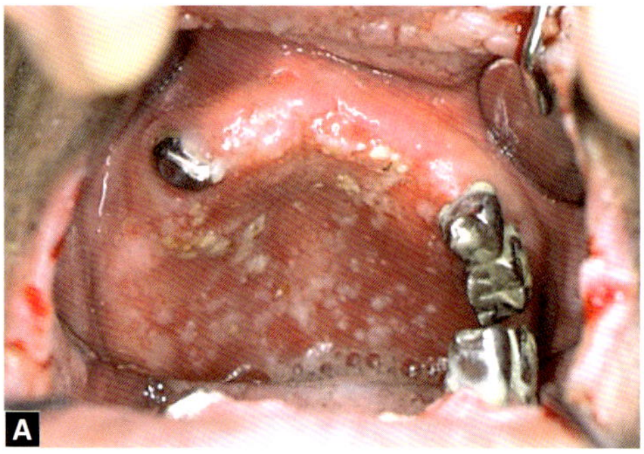

カンジダ症(口蓋)。

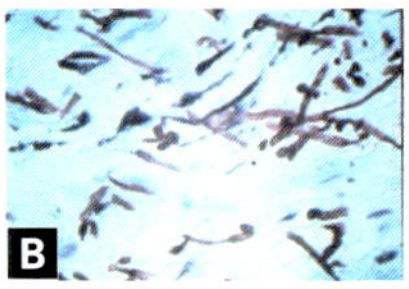

カンジダ菌。

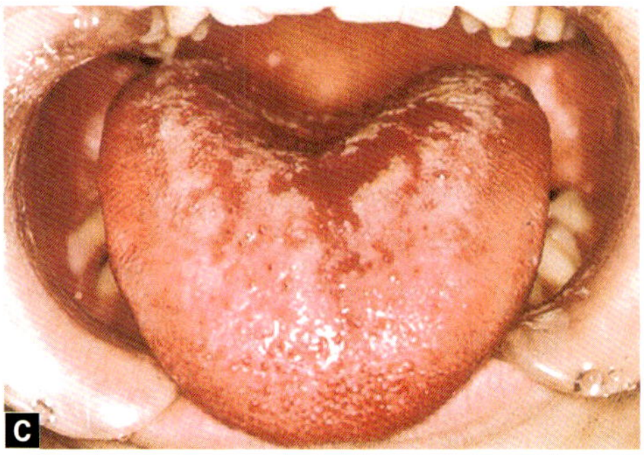

カンジダ症(舌)。

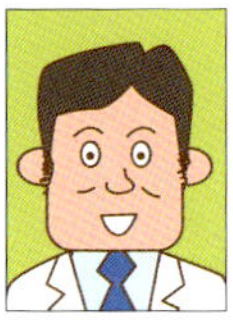

ADVICE　カンジダ症と似た病気に、「白板症」とよばれる病気があります。白板症は「前癌病変」といって、癌になる可能性がある病気ですので(49ページ参照)、専門の病院で検査をしてもらうといいでしょう。

歯科医院で相談・口腔外科のある総合病院へ

19 口が乾く病気①
ドライマウス（口腔乾燥症）

口が渇くことをドライマウス（口腔乾燥症）といいます。加齢にともなうものもありますが、それ以外に、服用している薬によるものや、糖尿病などによるものなどは、治療で治るものもあります。

口が渇いてしかたがありません

65歳・女性のケース　１か月ほど前から口が渇き、水を飲んだりしていますが、なかなか乾きが取れません。かかりつけの歯科医院でそのことを相談すると、唾液の分泌量が減少しているかもしれないということで、大学病院の口腔外科を紹介されました。唾液の分泌量を測定してもらったところ、かなり唾液の量が少ないということでした。問診で現在服用している薬などについて聞かれ、いくつかの薬を変更してもらったり、漢方薬などの処方も受けて、かなり口の渇きが軽減しました。

ドライマウス（口腔乾燥症）とは

どんな病気？　唾液の分泌量が低下してお口の中が乾燥する病気を「ドライマウス（口腔乾燥症）」といいます。原因は、加齢にともなうもの、薬物によるもの、糖尿病などの全身疾患によるもの、精神的ストレスなどさまざまです。症状は、お口の中のヒリヒリ感、舌の痛み、口臭、歯周病が現れることがあります。

治療法は？　ドライマウスの場合には、もとの疾患の治療のほか、人工唾液やうがい薬、保湿剤などを使用します。

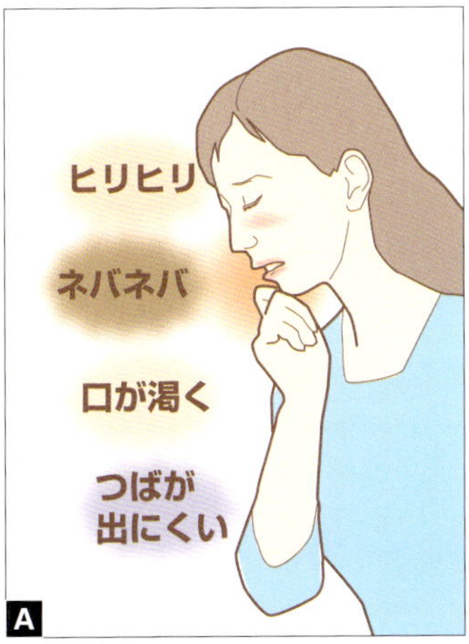

ドライマウスの症状。

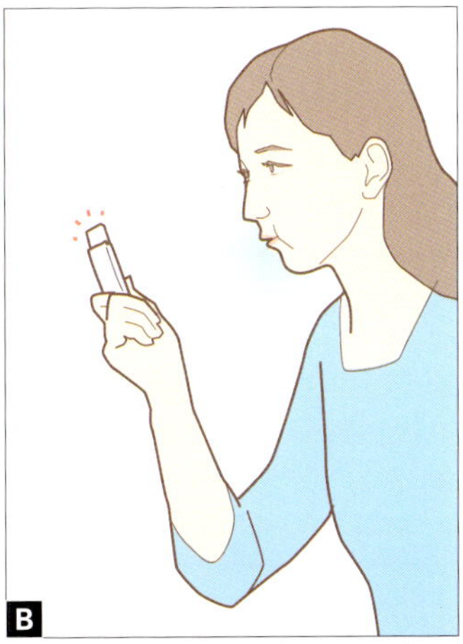

ガム（ガムテストの場合）やガーゼ（サクソンテストの場合）を噛んで、一定の時間に分泌される唾液の量を測ります。

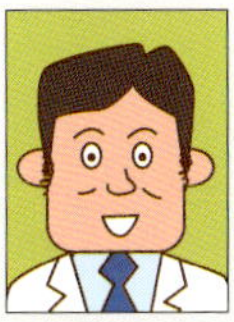

ADVICE　唾液の分泌低下にはさまざまな原因があります。加齢、ストレス、唾液腺障害、偏食、喫煙、全身疾患の症状、薬剤の副作用などが原因としてあげられます。

歯科医院で相談・口腔外科のある総合病院へ

20 口が乾く病気②
シェーグレン症候群

口の渇きとともに目も乾くという症状が出た場合には要注意です。ドライマウスではなく、シェーグレン症候群という自己免疫疾患かもしれません。

口の中が乾く！　目も乾く！

62歳・女性のケース　数年前より口の中が乾くようになり、食事の際には水がかかせなくなりました。目も乾くようになり、光をとてもまぶしく感じるようになりました。味がよくわからなくなってきてしまい、よく頬が腫れるようになったため近くの歯科医院を受診したところ大学病院を紹介されました。口腔外科で唾液量の検査、唾液腺の検査、血液検査を受け、目の乾きも話したところ、眼科を紹介されました。現在は人工唾液や目薬で口や目の乾きを潤しています。

シェーグレン症候群とは

どんな病気？　ドライマウス（前ページ参照）にドライアイをともなったものを「シェーグレン症候群」といいます。

治療法は？　シェーグレン症候群と診断された場合、人口唾液・うがい薬・保湿剤による治療の他に、唾液腺ホルモンの投与、ステロイド剤の投与などを行います。しかし、現在シェーグレン症候群に対する有効な治療法はなく、さまざまな治療に対して難治性で、症状が進行してしまうこともあります。また進行した場合、関節炎や間質性肺炎、強皮症、多発性神経炎などを合併することもあります。

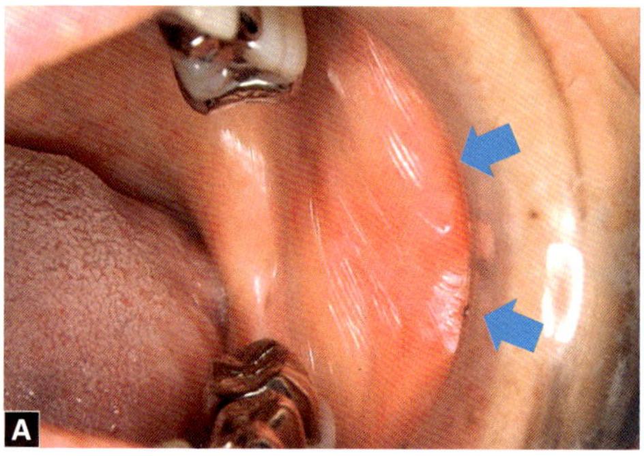

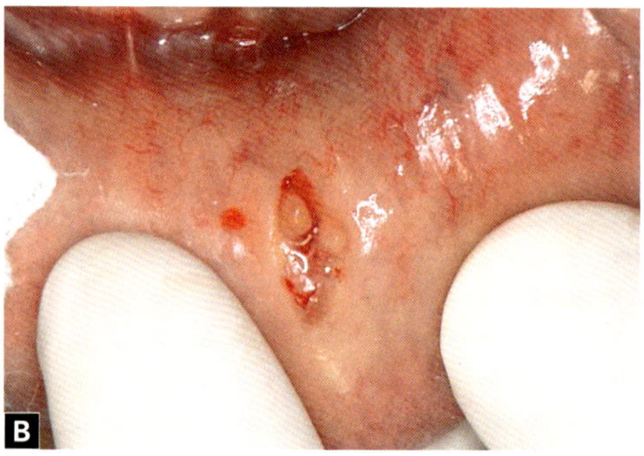

A シェーグレン症候群患者の口の中。粘膜が渇いているのがわかります。
B 口唇腺生検。唇にある小さい唾液腺を採取して検査することもあります。

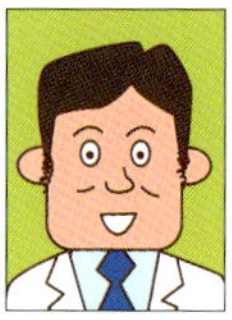

ADVICE　血液検査・画像検査・唾液の出具合を調べる検査を行い、病気を確定する必要があります。

歯科医院で相談・口腔外科のある総合病院へ

column　ちょっとひと息⑦

唾液腺ってなに？

唾液腺とは

人間は１日で1.5リットルの唾液をつくり、口の中に排出しています。唾液をつくる袋を「唾液腺」といいます。

唾液の約90％は3つの「大唾液腺」がつくっています。大唾液腺には耳の下にある「耳下腺」、あごの下にある「顎下腺」、舌の付け根にある「舌下腺」があります。唾液腺には唾液腺管という唾液の排出管があります。耳下腺の排出管を耳下腺管(ステノン管)、顎下線の排出管を顎下腺管(ワルトン管)といいます。舌下腺の排出管は舌下ヒダというところに開いています。

そのほかにも、舌の裏・くちびる・頬・上あごの天井(口蓋)にも唾液腺があります。それらを「小唾液腺」といいます。小唾液腺の排出管は小さく名前はありません。

唾液腺が原因となる病気は口の中に意外と多くあります。

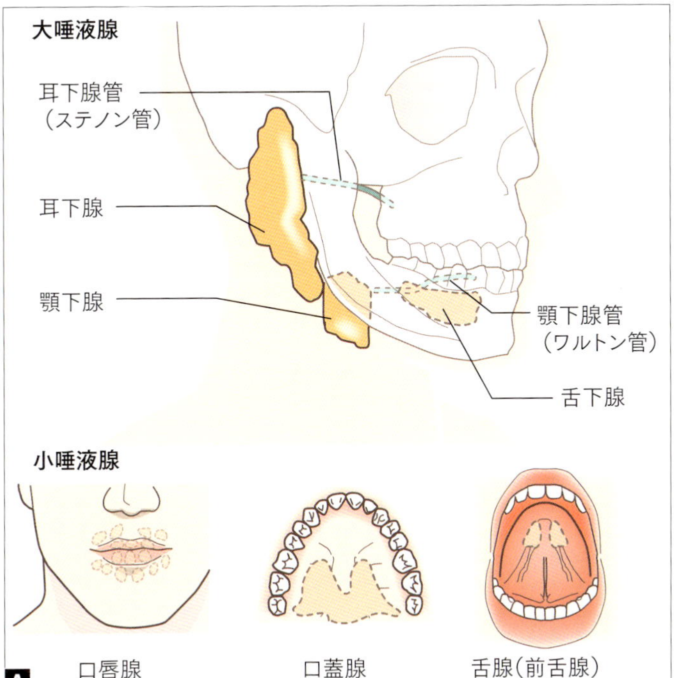

A
大唾液腺と小唾液腺。

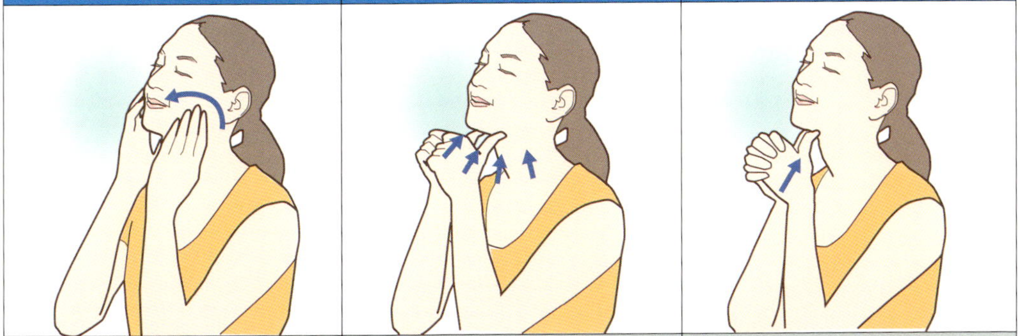

耳下腺(じかせん)マッサージ	顎下腺(がくかせん)マッサージ	舌下腺(ぜっかせん)マッサージ
親指以外の４指をほおに当て、上の奥歯のあたりを後ろから前へ向かって、10回程度ゆっくりと押しながら回す。	親指をあごの骨の内側の柔らかい部分に当て、“えら”の部分から少しまえの部分を10回ほど押す。	両手の親指を揃え、あごの前方の内側を舌を押し上げるようにグーッと10回ほど押す。これを行うことで唾液が出るようになります。

唾液腺のマッサージ。

column　ちょっとひと息⑧

抜かないとだめなの？　親知らず

細菌の感染が起きやすい

食べものの違いにより、現代の日本人は縄文人などの祖先と比べて噛む回数が少なく、このためあごの骨が小さくなっています。一方、上下32本ある歯の大きさは縄文人とほとんど変わりません（厳密には少しだけ小さくなっているそうです）。このため現代人はすべての歯があごの骨に並ばず、親知らず（一番後ろの歯）があごの骨に埋まったままになりやすいのです。不完全に埋まった親知らずは口の中の細菌による感染が起きやすく（「智歯周囲炎」といいます）、歯ブラシなどで細菌を除去することができません。感染が起きた場合は、抗菌薬により炎症を軽くしてから親知らずを抜かないといけません。不完全に埋まっている親知らずは、症状がひどくなる前に抜いておいてもいいでしょう。

とくに、女性は妊娠したときに、腫れたり痛みが出ることがあり、抜歯する際に注意が必要となりますので、妊娠する可能性がある前に、抜歯することをお勧めします。

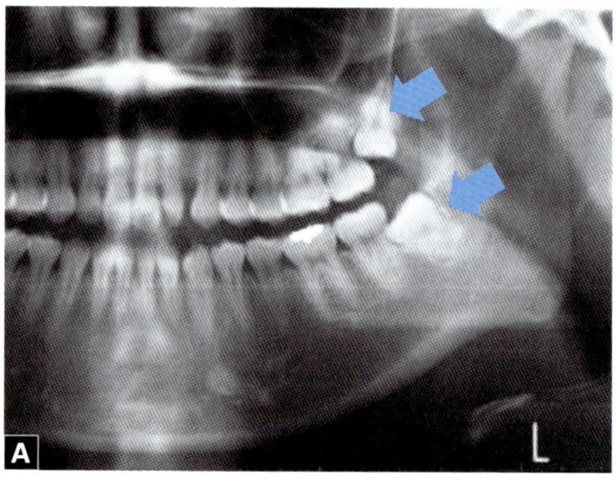

親知らずのレントゲン写真。

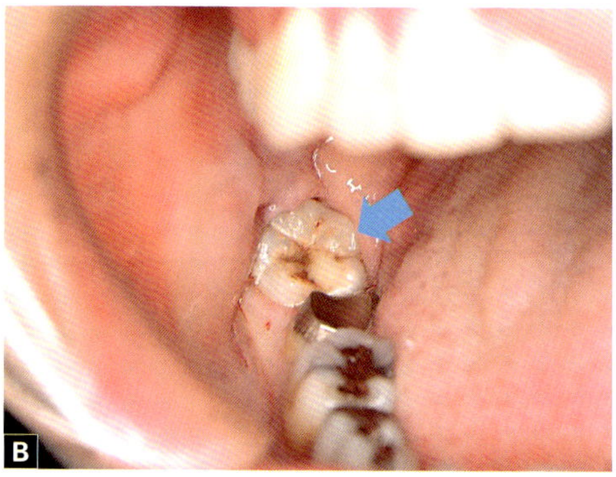

少し頭を出している親知らず。

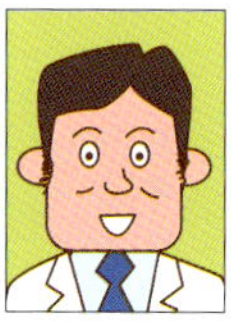

ADVICE　各国の親知らずのよび方

日本　「親知らず」

イギリス　「wisdom tooth」……　wisdom（知恵）＋ tooth（歯）

韓国　「サランニ」……サラン（愛）＋イ（歯）

まずは歯科医院へ

PART 3

あごの骨の中の病気、あごの骨のけが、変形

1 炎症が骨髄まで広がる病気①

顎骨骨髄炎《がっこつこつずいえん》(急性化膿性顎骨骨髄炎・慢性骨髄炎、放射線性骨髄炎)

あごの骨にできる炎症性病変です。細菌感染や放射線治療によって骨髄が炎症を起こす病気で、治療に苦渋することもある怖い病気です。歯を抜いた後の抜歯後感染から骨髄炎になる場合もあります。

奥歯が痛いのを放置していたら、あごまで痛くなってしまい……

55歳・男性のケース　1か月ほど前から、奥歯が痛く膿のようなものが出ていましたが、歯科医院に行く時間がなく放置していました。あごが腫れたような感じになり、唇もしびれてきたような感じもあり、熱も出てきたので心配になりました。かかりつけの歯科医院に行ったところ、「下顎骨骨髄炎」の疑いがあるということで大学病院の口腔外科を紹介されました。39度の発熱を認め、痛みで食事もできないため、入院して抗生剤の点滴治療を行いました。「急性下顎骨骨髄炎」の診断で、数日で症状が落ち着きました。もし腐骨(感染して腐ってしまった骨)ができてしまったら腐骨を取る手術の予定です。

顎骨骨髄炎とは

どんな病気?　顎骨骨髄炎とは、歯の根っこ(歯根)の病気や歯周病などにより生じた炎症が、あごの骨(顎骨)の中(骨髄)に波及したものをいいます。

上あごに比べて、骨が緻密な下あごの骨に生じやすく、一度炎症が起きるときわめて難治で、再発することも少なくありません。

骨髄炎にはいくつかの種類があります。

①急性化膿性顎骨骨髄炎(71ページ)

②慢性(硬化性)骨髄炎(71ページ)

③放射線性骨髄炎(72ページ)

④ビスフォスフォネート系薬物による顎骨骨壊死(73ページ)

あごの骨が細菌によって腐る病気で、骨が溶けるように吸収します。慢性になると逆に骨が添加される場合もあります。上のあごにはあまりできません。

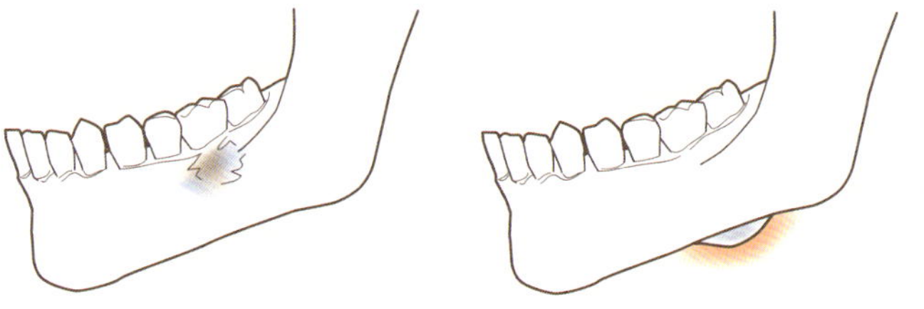

A

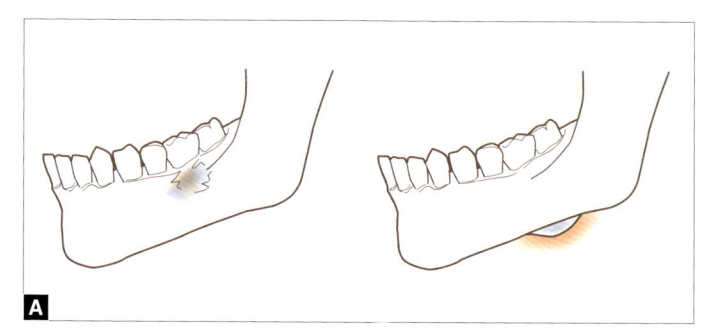

①急性化膿性顎骨骨髄炎とは

どんな病気？　一番症状が強い時期には、原因の歯がとても痛くなり、しだいに隣り合う歯にも痛みが出てくるようになります。さらに炎症が進行して炎症があごの骨の中にある神経に近くなると、その神経がのびている下唇やあご先の皮膚にしびれが出現します。

炎症症状が落ちつくと症状も落ちついてきますが、高度の炎症にさらされた骨の組織は壊死(組織の死)を起こし、歯ぐきなどから排膿するようになります。壊死した骨は周囲の正常な骨とは区別されるようになります(腐骨形成)。

治療法は？　徹底した抗菌剤療法と解熱、鎮痛目的の抗炎症剤の投与を行います。原因の歯がある場合には、その抜歯を行い、排膿を促すこともあります。炎症が落ちついた後は腐骨除去術を行います。

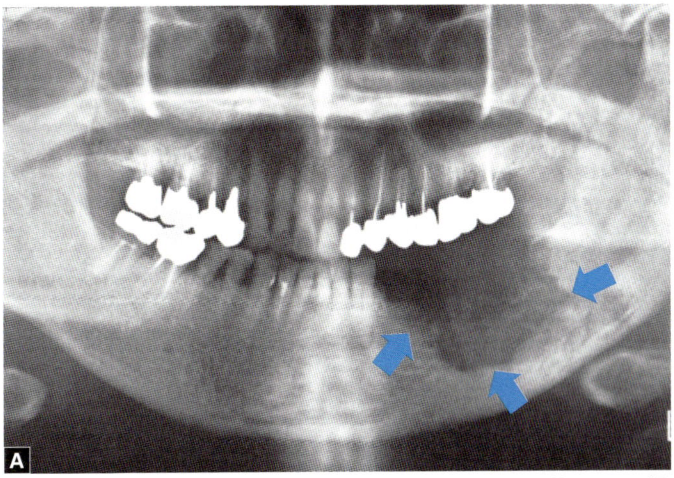

A　左側下顎臼歯部の抜歯を契機に顎骨骨髄炎発症。当該顎骨が黒く抜けている(骨が溶けている)のがわかります。

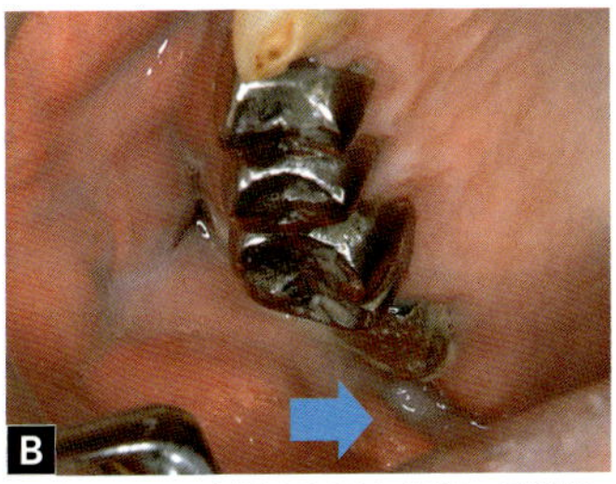

B　排膿している右側上顎骨臼歯部の骨髄炎。

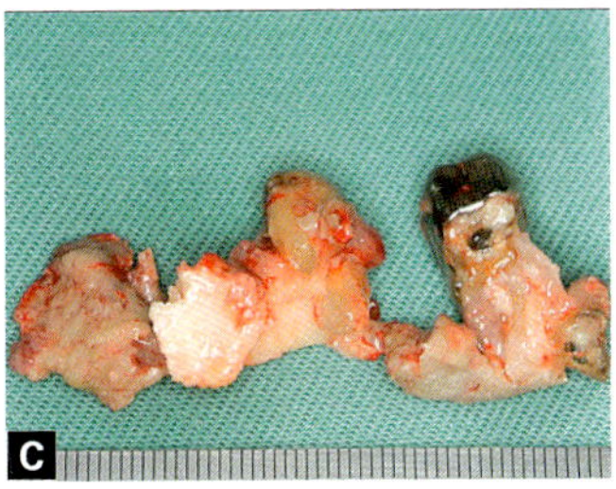

C　腐った骨(腐骨)。

②慢性(硬化性)骨髄炎とは

どんな病気？　上で説明した「急性化膿性骨髄炎」のような症状は、抗菌薬や歯科治療の進歩により最近は減少してきています。それに替わって「慢性骨髄炎」、とくに早期から骨の硬化を示す「硬化性骨髄炎」とよばれるものが増加しています。硬化性骨髄炎では、その部分の骨が硬くなり、血液の循環が悪くなるため、治療に用いる抗菌薬が作用しにくい状態にあります。

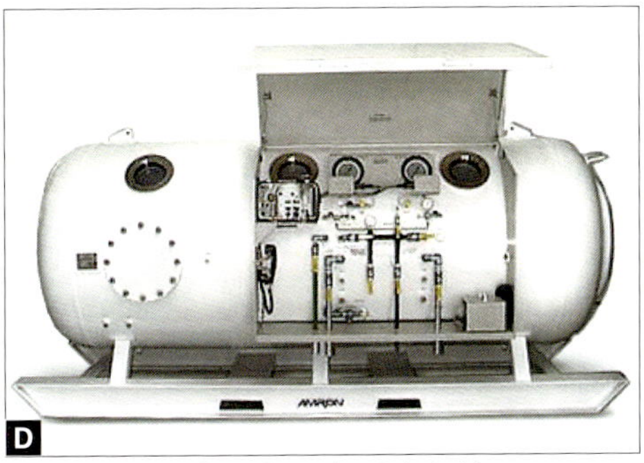

D　高気圧酸素のカプセル(この中に入ります)。

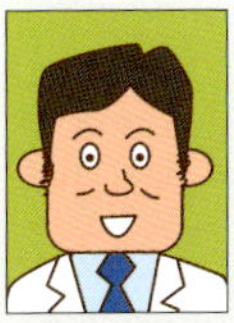

ADVICE　高圧酸素療法とは、大気圧よりも高い気圧の中で酸素を使用することにより、血液中の酸素量を増加させ、生体内の低酸素症の改善効果や、酸素による抗菌作用を期待するものです。

歯科医院で相談・口腔外科のある総合病院へ

治療法は？ 抗菌薬の服用のほかに、あごの膿の出口を洗い、「高圧酸素療法」（プロスポーツ選手が骨折などで治療している高気圧酸素のカプセルに入って治療する方法DE）を併用する場合もあります。

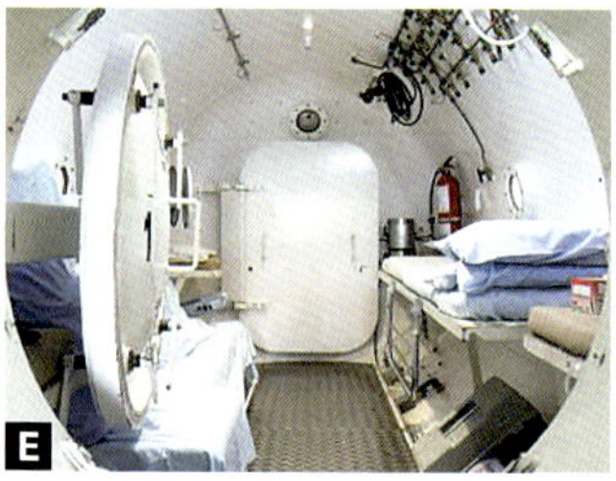

E 高気圧酸素カプセルの中身。

③放射線性骨髄炎とは

どんな病気？ 舌がんや、喉のがん（咽頭がん、喉頭がんなど）の手術後には、抗がん剤治療の他に、放射線治療が行われる場合があります。放射線による骨の組織自体の障害、骨への血行障害、骨髄の機能障害などが生じることにより起こった骨髄炎です。

治療法は？ 壊死した骨の除去、抗菌剤の使用、局所の洗浄、「高圧酸素療法」（DE参照）を併用して行います。

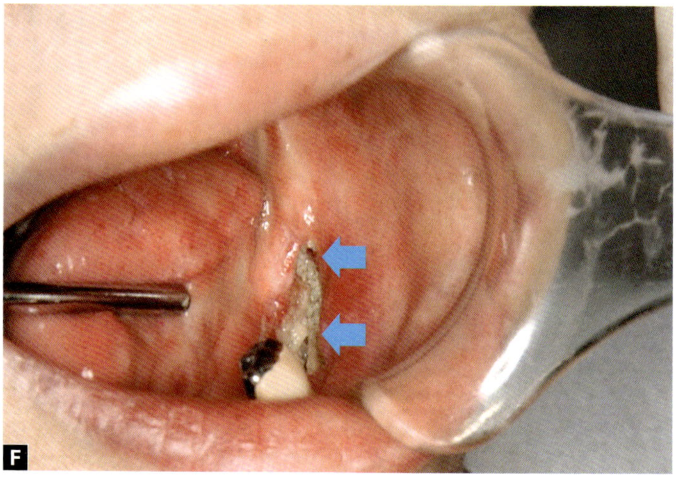

F 放射線治療後の患者さんに生じた放射線性骨髄炎による顎骨壊死。矢印が指す灰色の部分が腐骨で、骨が露出した状態になっています。

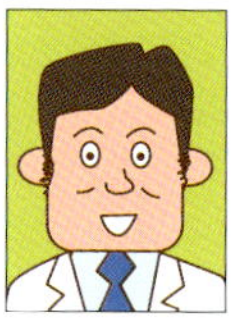

ADVICE 放射線治療を行うと免疫力の低下により細菌感染を起こしやすくなり、歯の感染が二次的に発生する場合もあります。放射線が照射されてから1年間は抜歯を避けたほうがよいでしょう。

歯科医院で相談・口腔外科のある総合病院へ

2 炎症が骨髄まで広がる病気②
BRONJ（ビスフォスフォネート系薬剤による顎骨壊死）

骨髄炎・骨粗鬆症の薬に起因して生じる骨の壊死です。頻度は多くありませんが、治療が必要になる場合もあります。この病気の発生を予防するには歯科治療が大切です。

骨粗鬆症の治療薬を飲んでいました

74歳・女性のケース 20年以上前から糖尿病を患い、5年ほど前から骨粗鬆症で治療薬を使用するように。もともと歯の治療は嫌いで、歯科医院には行きたくなかったのですが、だんだんと右下の歯がぐらぐらするようになり、痛みだしたので歯科医院を受診しました。そのころより右の下唇の感覚が鈍くなり、そのことを話したところ、すぐに大学病院の口腔外科を受診するようにいわれました。血液検査・レントゲン検査・CT検査・MRI検査をうけ、右側下顎骨の「ビスフォスフォネート系薬剤による顎骨壊死(炎)」(BRONJ：ブロンジェイと読みます)と診断されました。手術の前に酸素カプセルの中に入る「高気圧酸素療法」を受け、あごから膿が出てきた場合には化膿止めを内服させられました。全身麻酔でぐらぐらしていた右下の歯を腐った骨ごと取る手術を受け、現在でもときどき口腔外科で経過観察をしてもらっています。

BRONJ
（ビスフォスフォネート系薬剤による顎骨壊死）とは

どんな病気？ ビスフォスフォネート系薬剤とは、多発性がん、とくに乳がんの骨転移や、骨粗鬆症に対して骨の量の増加を目的とし、内科や乳腺外科、整形外科で近年広く使用されるようになりました。しかし一方で、副作用として骨の壊死や骨髄炎を引き起こすことが問題となってきています。あごの骨はこの薬の副作用で他の部位の骨よりも骨壊死を引き起こす確率が高いことが知られており、これは「ビスフォスフォネート系薬剤による顎骨壊死(BRONJ)」とよばれています。症状として歯ぐきの腫れ・痛みをともなう骨露出・骨折などがあります。

治療法は？ 症状によって口の中を清潔にして経過を見る場合と、場合によって骨髄炎に準じた手術が適応になります。

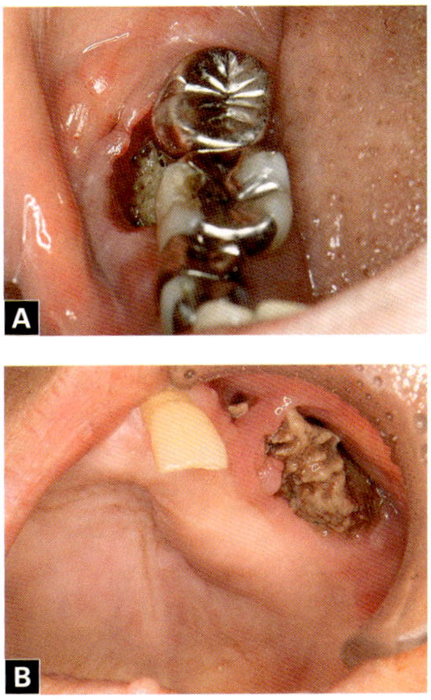

腐骨が露出した患者さん。

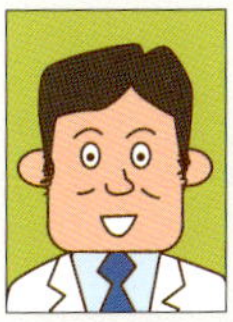

ADVICE 骨訴訟症の方は処方されている薬の内容を確認してください。もしビスフォスフォネート系薬剤(次ページ参照)を服用していた場合には、歯の炎症が起きないように歯科医院で定期検査してもらいましょう。

歯科医院で相談・口腔外科のある総合病院へ

剤型	製品名（一般名）	適応性	製造販売
注射用製剤	アレディア（パミドロン酸二ナトリウム）	悪性腫瘍による高カルシウム血症	ノバルティスファーマ
		乳癌の溶骨性骨転移（化学療法、内分泌療法、あるいは放射線療法と併用すること）	
	オンクラストテイロック（アレンドロン酸ナトリウム水和物）	悪性腫瘍による高カルシウム血症	万有製薬 帝人ファーマ
	ビスフォナール（インカドロン酸二ナトリウム）	悪性腫瘍による高カルシウム血症	アステラス製薬
	ゾメタ（ゾレドロン酸水和物）	悪性腫瘍による高カルシウム血症	ノバルティスファーマ
		多発性骨髄腫による骨病変 および固形癌骨転移による骨病変	
経口製剤	ダイドロネル（エチドロン酸二ナトリウム）	骨粗鬆症	大日本住友製薬
		下記状態における初期および進行期の異所性骨化の抑制 脊髄損傷後、股関節形成術後	
		骨ページェット病	
	フォサマックボナロン（アレンドロン酸ナトリウム水和物）	骨粗鬆症	万有製薬 帝人ファーマ
	アクトネルベネット（リセドロン酸ナトリウム水和物）	骨粗鬆症	味の素 （販売：エーザイ） 武田薬品工業 （提携：ワイス）

ビスフォスフォネート系薬剤（経口薬）一覧。＊社団法人　日本口腔外科学会・監修『ビスフォスフォネート系薬剤と顎骨壊死――理解を深めて頂くために』より引用

column　ちょっとひと息⑨

顎骨骨膜炎

「顎骨骨髄炎」の前の段階の「顎骨骨膜炎」

どんな病気？　「顎骨骨膜炎」とは、歯を支えるあごの骨の周囲に生じた炎症が、骨の中(＝骨髄)ではなく、骨の表面をつつむ膜(＝骨膜)へ拡大したものをいいます。一般に症状は重く、ズキズキするような激しい痛み、歯と歯をかみ合わせたときの痛み、原因歯周囲の歯ぐきが腫れる、顔面が腫れるなどの症状があります。

治療法は？　抗菌薬および抗炎症薬の投与を行います。膿がたまっている場合には、その部分を切って膿を出す場合もあります。また、全身状態改善のため、安静、栄養補給、脱水の改善を行います。症状が落ち着いたら、原則として原因となった歯は抜歯します。

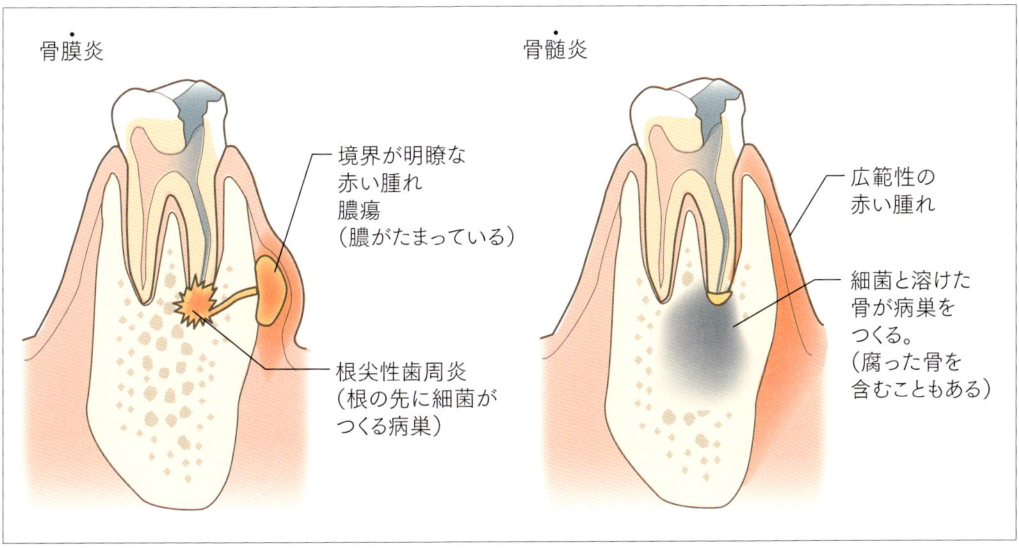

骨膜炎と骨髄炎。

3 あごの骨にできる腫瘍性の病気①
エナメル上《じょう》皮《ひ》腫《しゅ》

あごの骨にできる、腫瘍性の病気です。病変を摘出しても再発する危険性が高い病気で、摘出を繰り返したり長期に経過を見ることが重要です。

あごの骨がない部分がある？

18歳・女性のケース　学校の歯科検診で小さなむし歯がいくつかあるといわれ、歯科医院を受診しました。大きなレントゲン写真を撮ってもらったのですが、「あごの骨がない部分がある」といわれ、病院の口腔外科を紹介されました。CT検査で、「顎骨腫瘍」があるといわれました。入院して全身麻酔で顎骨腫瘍を取り除いたところ、「エナメル上皮腫」と診断されました。以後、何度か手術を受け、現在でも口腔外科で経過観察をしてもらっています。

エナメル上皮腫とは

どんな病気？　あごの中にできる発生頻度が高い腫瘍です。歯をつくる基の組織から発生します。症状としては、あごの骨の膨隆や変形、歯の移動、歯並びの乱れがあり、症状が進行すると神経麻痺などの症状がでることもあります。

この病気はあごの骨を浸食するように成長するため、大きくなると顎の骨が薄くなり、ペコペコという音(羊皮紙様感)を感じることがあります。

治療法は？　摘出だけでは再発を繰り返すため、あごの骨を大きく切り取る(顎骨離断)治療法を行っていましたが、何度も腫瘍とその周囲のみのあごの骨を取り除く「反復処置法」も適応されます。

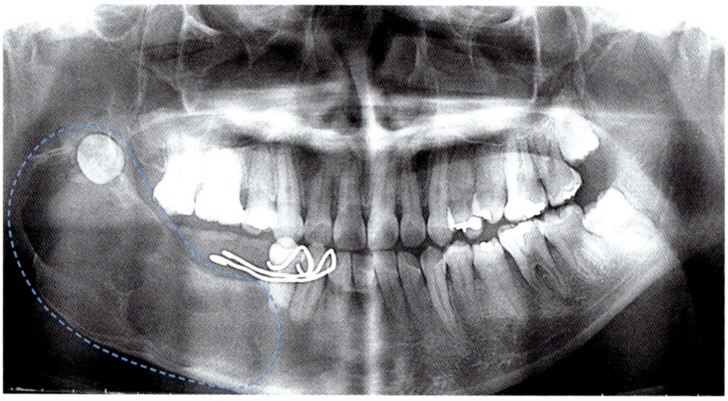

エナメル上皮腫患者のレントゲン写真。○の範囲に房をもった黒い範囲が病変です。

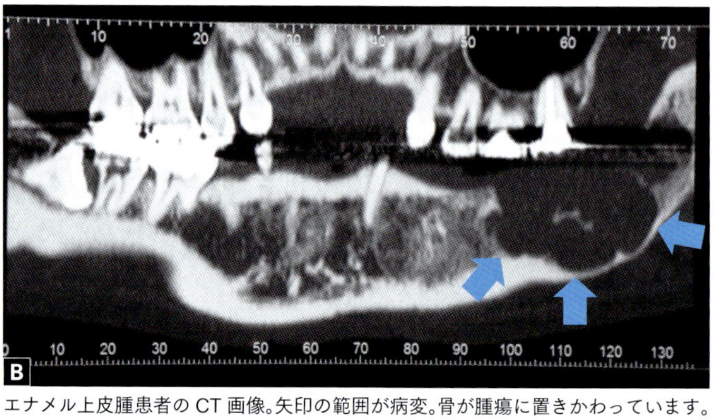

エナメル上皮腫患者のCT画像。矢印の範囲が病変。骨が腫瘍に置きかわっています。

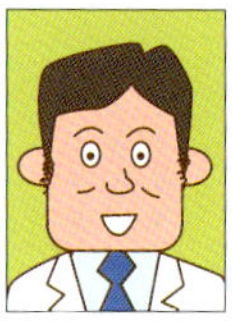

ADVICE　腫瘍を取っても再発する危険性が高い病気ですが、「反復処置法」などであごをなるべく切り取らない低侵襲な治療法もあります。長期の経過観察が必要です。

歯科医院で相談・口腔外科のある総合病院へ

4 あごの骨にできる腫瘍性の病気②
歯《し》牙《が》腫《しゅ》

あごの骨にできる、腫瘍性の病気です。小さい歯が多数集まったようになっているものや歯の成分が混ざり合って大きな塊をつくっているものがあります。いずれも１度摘出すると再発はしません。

歯が生えてこないので心配になって、歯科医院で発見

9歳・男子のケース　右の永久歯は生えているのに左の永久歯が生えてきません。心配になり、かかりつけの歯科医院に行き、レントゲン写真を撮影してもらいました。レントゲン写真で歯が生えてこない部分に歯と同じような塊があると説明を受け、「歯牙腫」の疑いということで大学病院口腔外科を紹介されました。歯牙腫の摘出術を受け、その後、永久歯も生えてきました。

歯牙腫とは

どんな病気？　歯はエナメル質、象牙質、セメント質という３つの硬い組織からなります。「歯牙腫」とは、これら３つの組織の増殖による腫瘍（45ページなど）です。歯が原因の腫瘍では、もっとも高頻度に発生します。通常は無症状に経過することが多いですが、大きくなると歯並びに乱れが生じ、永久歯が生えてこない症状や、歯ぐきやあごの骨が無痛性に腫れてくるなどの症状がみられます。

治療法は？　小さいものでは局所麻酔で摘出を行います。

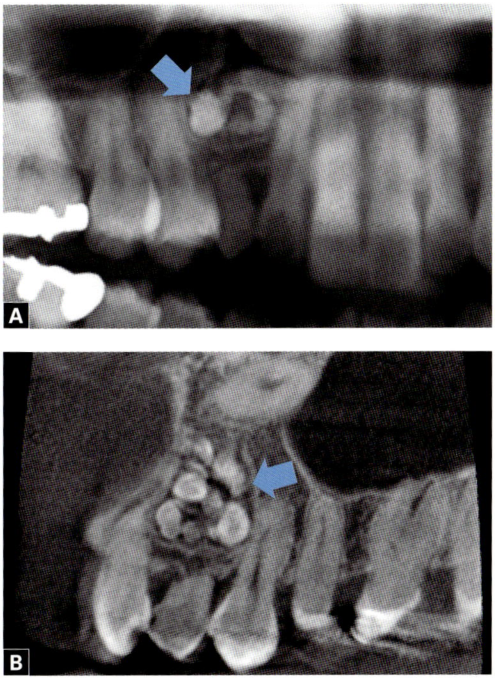

歯牙腫が永久歯が生えるのを邪魔しているのがわかります。

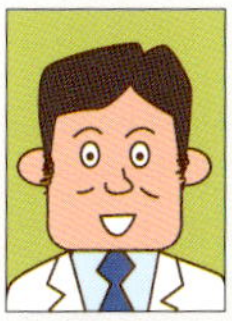

ADVICE　これらの病気はエックス線検査で偶然に発見されることが多いため、あごの骨が膨らんできたり、永久歯が生えてこないなどの症状がある場合には、一度歯科医院を受診し、検査をしてもらうといいでしょう。

歯科医院で相談・口腔外科のある総合病院へ

5 あごの骨にできる腫瘍性の病気③
角《かく》化《か》嚢《のう》胞《ほう》性《せい》歯《し》原《げん》性《せい》腫《しゅ》瘍《よう》

あごの骨にできる、腫瘍性の病気です。嚢胞性(袋をつくる)病変ですが、娘嚢胞という小さな嚢胞が摘出後にあごの骨の中に残ることがあり、再発の危険性がある病気です。

歯が傾いているだけのはずだったのに

16歳・男性のケース 学校の歯科検診で、歯が歪んで生えている部分があり、少しあごが膨らんでいるかもしれないといわれ、かかりつけの歯科医院を受診しました。レントゲン写真を撮ってもらい、「あごの骨がない部分がある」といわれ、大学病院の口腔外科を紹介されました。CT 検査を受け、「顎骨腫瘍」があるといわれました。入院して全身麻酔で顎骨腫瘍を取り除いたところ、「角化嚢胞性歯原性腫瘍」と診断されました。以後、口腔外科で定期的に経過観察をしてもらっています。

角化嚢胞性歯原性腫瘍とは

どんな病気？ 顎骨腫瘍で発生頻度の高いものとして「角化嚢胞性歯原性腫瘍」があります。あごの骨の中に嚢胞状(ふくろ状)の腫瘍として存在し、嚢胞の中にはオカラ様の内容物(角化物)を含んでいるものです。以前は嚢胞として分類されていましたが、再発例が多くあるため現在は腫瘍に分類されるようになりました。

治療法は？ 病変を摘出します。再発のリスクを減らすために摘出後の周りの骨を一層、削ることもあります。再発の危険性が低くないので、定期的で長期にわたる経過観察が大切です。

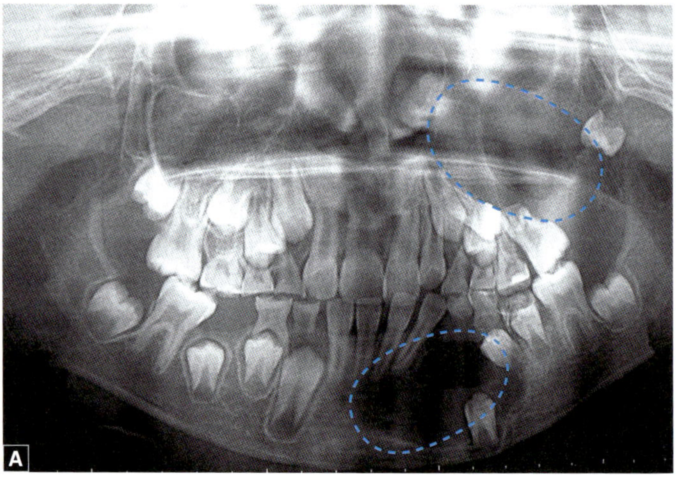

○印で示した部分に風船あるいは皮の袋のような嚢胞(のうほう：袋状)の病変があり、生えようとする歯が、下のほう(上あごでは上のほう)に押しやられているのがわかります。

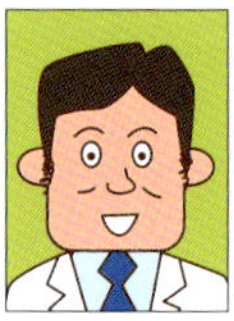

ADVICE これらの病気はエックス線検査で偶然に発見されることが多いため、あごの骨が膨らんできたり、永久歯が生えてこないなどの症状がある場合には、一度歯科医院を受診し、検査をしてもらうといいでしょう。

歯科医院で相談・口腔外科のある総合病院へ

6 あごの骨にできる腫瘍性の病気④
外骨《がいこつ》症

あごの骨の外側に骨が添加してできる病気です。困ることがなければ治療の必要はありません。

歯肉癌？　下あごの隆起にびっくり

40歳・女性のケース　テレビを見ていると、口の中にも癌ができて、癌は痛くない膨隆ということでしたが、鏡で口の中を見てびっくり。舌の裏に膨隆が！　触ると硬いし、痛くない。まさか、歯肉癌かと思い、次の日の朝、早速、かかりつけの歯科医院へ行って見てもらうと、「下顎隆起」という骨の出っ張りで、以前から先生は知っていたといいます。入れ歯などの邪魔にならなければ取らなくてよいとのことで安心しました。

外骨症とは

どんな病気？　成熟した骨の組織からなる腫瘤(こぶ)で、上あごの中央や下あごの裏側によくできます。何らかの理由で、あごの骨が一部だけ分厚く過剰に発育するものと考えられています。

治療法は？　通常は無症状なことが多いですが、入れ歯をつくるときの妨げになることがあるため、その場合は腫瘤の除去を行います。手術は部分麻酔で行います(口蓋隆起　44ページ参照)。

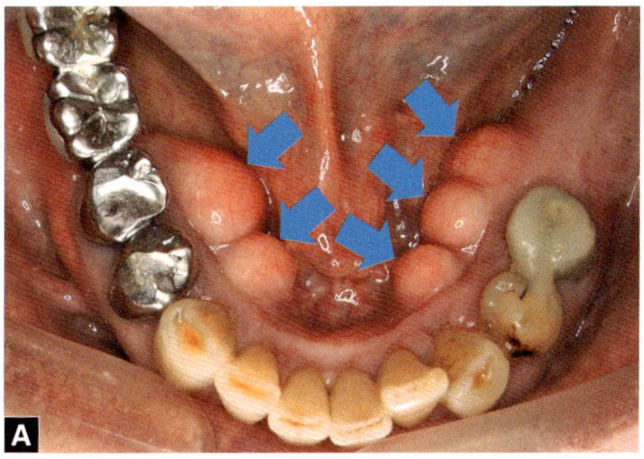

A

下あごの外骨症(下顎隆起・骨隆起)。

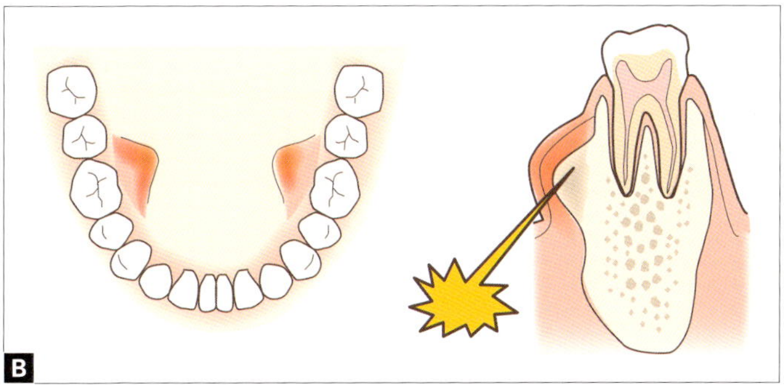

B

ちょうど犬歯(糸切り歯)よりも少し後ろの、下あごの内側にできます。気になる場合や、その部分に粘膜が入れ歯によって痛いときは、過剰な部分だけを削りとります。

ADVICE　入れ歯などで邪魔になるとか、どうしても気になる場合以外は治療の必要はありません。

まずは歯科医院へ

7 嚢胞《のうほう》(膿の袋)性の病気①
歯根嚢胞

むし歯から歯の中に入っていった細菌が、歯根の部分から骨の中に出てつくった炎症巣が、嚢胞(袋のような病変)をつくった病気。大きくなると数本の歯にまたがる大きさになります。

奥歯の痛みの正体は……

48歳・男性のケース　10年以上前に治療した左下の奥歯が痛くなり、歯科医院を受診しました。大きなレントゲン写真を撮ってもらったのですが、それによると「あごの骨がない部分がある」といわれ、病院の口腔外科を紹介されました。CT検査を受け、「顎骨嚢胞」があるといわれました。入院して全身麻酔で顎骨嚢胞を取り除き「歯根嚢胞」と診断されました。現在は通院も終わりました。

歯根嚢胞とは

どんな病気？　「歯根嚢胞」は、あごの骨にできる嚢胞の中ではもっとも発生頻度が高いものです。歯の神経に起きた炎症が歯根の先端に波及し、生じた炎症性病変が嚢胞状になったものをいいます。

一般的に無症状ですが、歯の根っこ(歯根)を治療した歯のエックス線写真検査によってみつけられることが多いです。

原因となる歯の根っこ付近の骨に膨らみがみられ、押すと痛みをともなうことがあります。上あごにできた場合、嚢胞が大きくなると周りの骨を溶かしてしまい、嚢胞が鼻の空洞にとびでてしまうこともあります。

治療法は？　小さいものであればまず歯の根の治療を行い、嚢胞の縮小化がみられなければ歯の根の先端を切除し、外科的に嚢胞を摘出する方法を行います。あまりにも嚢胞が大きい場合には、原因の歯を抜歯する可能性もあります。

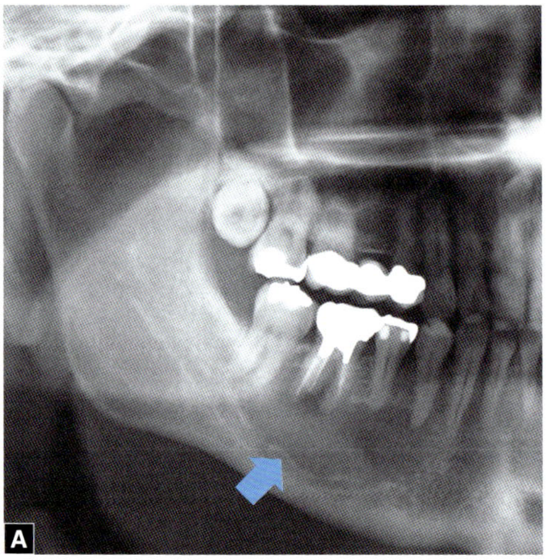

レントゲン写真(矢印の先が嚢胞)。

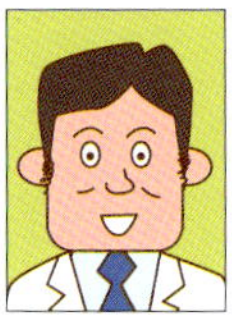

ADVICE　これらの病気はレントゲン写真で偶然発見されることが多いため、定期的に歯科医院を受診し、検査をしてもらいましょう。

まずは歯科医院へ

8 嚢胞《のうほう》(膿の袋)性の病気②
含歯性《がんしせい》嚢胞

歯は生えてくるときに、その頭の部分に歯嚢《しのう》という袋のようなものをかぶっています。その歯嚢が何らかの原因で膨らんでできるのが、含歯性嚢胞です。歯の頭の部分を含んでいるのが特徴です。

親知らずがはえる頃(18〜20歳)に要注意!!

23歳・男性のケース 右の奥歯にむし歯ができたため、歯科医院を受診しました。奥歯のレントゲン写真に何か影があるといわれ、顎全体が写るレントゲン写真を撮影したところ、親知らずの頭の部分に嚢胞(袋)があるといわれ、大学病院口腔外科を受診しました。入院して全身麻酔で親知らずを抜歯すると同時に嚢胞を取り除きました。病理診断で「含歯性嚢胞」と診断されました。

含歯性嚢胞とは

どんな病気? あごの骨に埋まった歯を包むようにできた嚢胞です。嚢胞がある部分の歯が生えてこなかったり、あごの骨が膨らむという症状がでます。上下の親知らずの部分によく発生します。嚢胞が大きくなると、隣り合う歯の歯並びに悪影響を与えてしまうこともあるため、注意が必要です。

治療法は? 摘出術を行います。基本的に部分麻酔で行いますが、嚢胞が大きい場合には全身麻酔で摘出を行うこともあります。

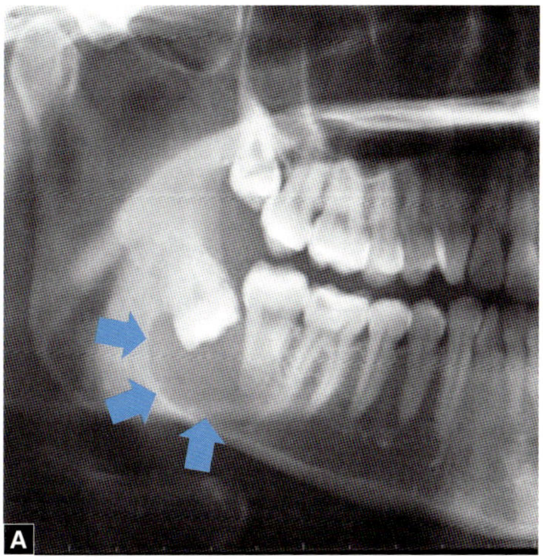

親知らず(第3大臼歯)があごの骨の中に埋まっていて、その頭(歯冠)の部分に嚢胞(矢印部)があるのがわかります。

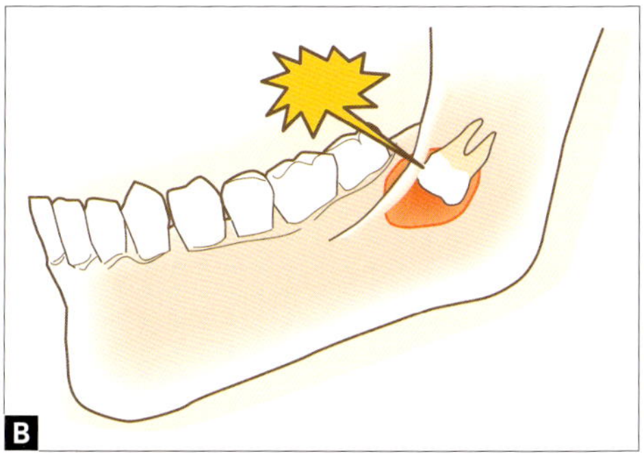

親知らずは18〜20歳代のころに生えてきますが、生えてこない場合には横に向いて前の第二大臼歯にぶつかっていたり、含歯性嚢胞ができている場合もあり、注意が必要です。

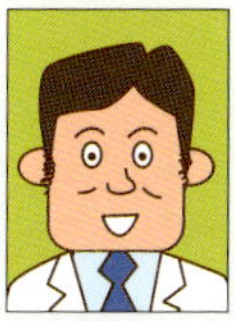

ADVICE これらの病気はレントゲン写真で偶然発見されることが多いため、定期的に歯科医院を受診し、検査をしてもらいましょう。

まずは歯科医院へ

9 あごの骨折
顎骨《がっこつ》骨折

けんかや自転車、自動車での事故、スポーツなどで顔面をぶつけてしまい発生します。受傷後、すぐには骨折がわからない場合も。

サッカーでヒジがぶつかってから

25歳・男性のケース サッカーの試合で相手選手のひじが左あごにぶつかりました。口が開きにくくなったほかにはとくに問題がなかったため、安静にしていればよくなるかな、と思っていました。しかし2～3日後、口の中が腫れてきて、前歯が噛まなくなってしまました。近くの歯科医院を受診し、レントゲン写真を撮影してもらったところ「下顎骨骨折」と診断され、病院の口腔外科を紹介されました。すぐに入院となり、全身麻酔で手術をしてもらいました。退院した現在、口も開くようになり、噛みあわせも元通りになりました。

顎骨骨折とは

どんな病気？ けんかや自転車、自動車での事故、スポーツなどで顔面をぶつけてしまい発生。受傷後、すぐには骨折がわからない場合もあります。症状は、開口障害(口が開かなくなる)、咬合の変位(噛みあわせのズレ)などです。下あごでは下唇やあご先(オトガイ部)のしびれ、上あごでは目の下のしびれ、鼻血、複視(ものが二重に見える)などの症状がでることもあります。

治療法は？ 全身麻酔での手術や、手術をしたくない場合には、歯のある人では歯を上下に縛る(顎間固定といいます)治療もあります。

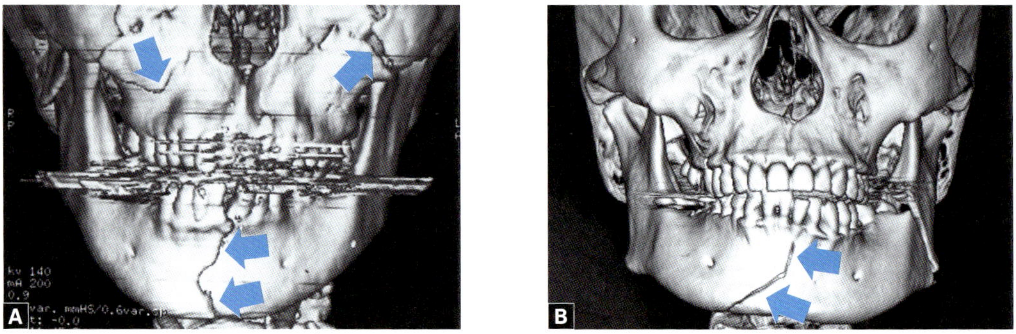

受傷後のCT画像。下あごの骨にヒビ(矢印部)がはいっています。Aは上あごの骨にもヒビ(矢印部)がはいっています。

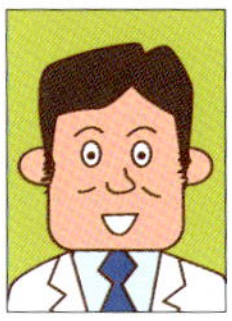

ADVICE 骨のズレがある場合には、もとの形・位置に戻す手術をします。ヒビだけでも手術をしたほうが入院期間が短くなります。退院後は顔の打撲に注意してください。

歯科医院で相談・口腔外科のある総合病院へ

10 極端なうけ口、出っ歯 顎《がく》変形症

生まれつき極端なうけ口、出っ歯で噛み合わせが悪い場合には、手術をすることがあります。

極端なうけ口の治療は保険が効くことも！

26歳・女性のケース　物心がついた頃からうけ口で、小学生の高学年から中学生にかけてうけ口が極端になり、奥歯でしか噛めなくなりました。成人してから矯正治療をうけようと矯正歯科を受診したのですが、矯正治療のほかに手術を受けなければ治らない、といわれました。歯科の大学病院を紹介され、「顎変形症」と診断されました。2年間の矯正治療の後、全身麻酔での手術をうけました。手術後にも矯正治療をうけ、現在では前歯でも噛みあわせができるようになりました。

顎変形症とは

どんな病気？　生まれつき極端なうけ口、または出っ歯で、噛み合わせが悪い場合には、歯を移動する矯正治療だけでは不十分な場合があります。

治療法は？　一般的には矯正治療をした後、全身麻酔であごを移動する手術を行います。手術後には歯を上下に縛り（前ページ参照　顎間固定）、一定期間固定しておきます。手術後に修正のための矯正治療を行い、治療が完了します。

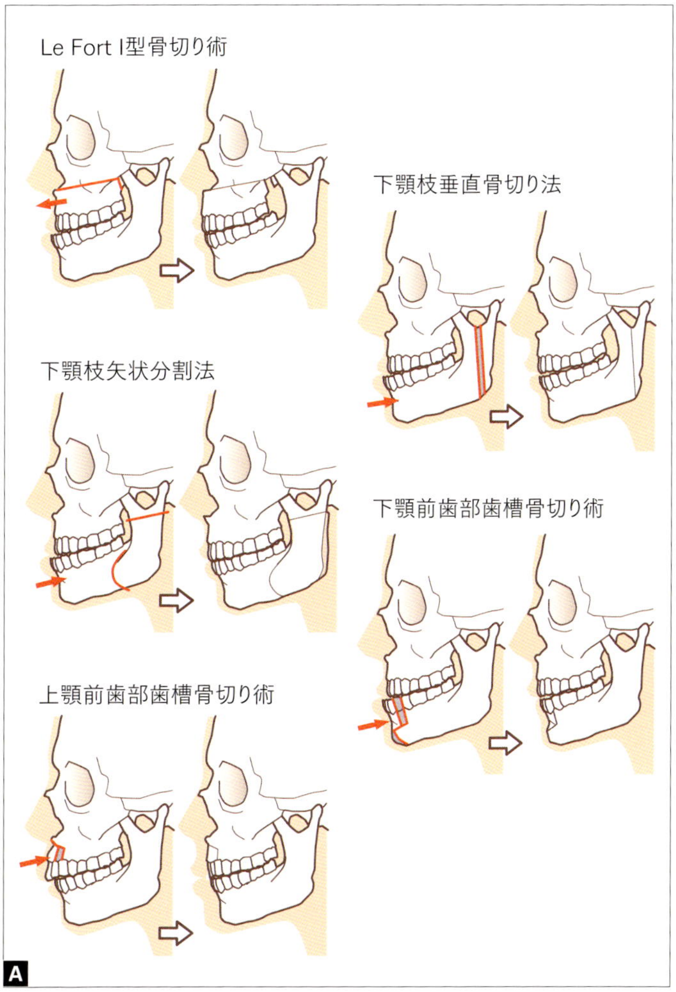

図のような部分であごの骨を切断して動かし、噛み合わせや見た目を治します。

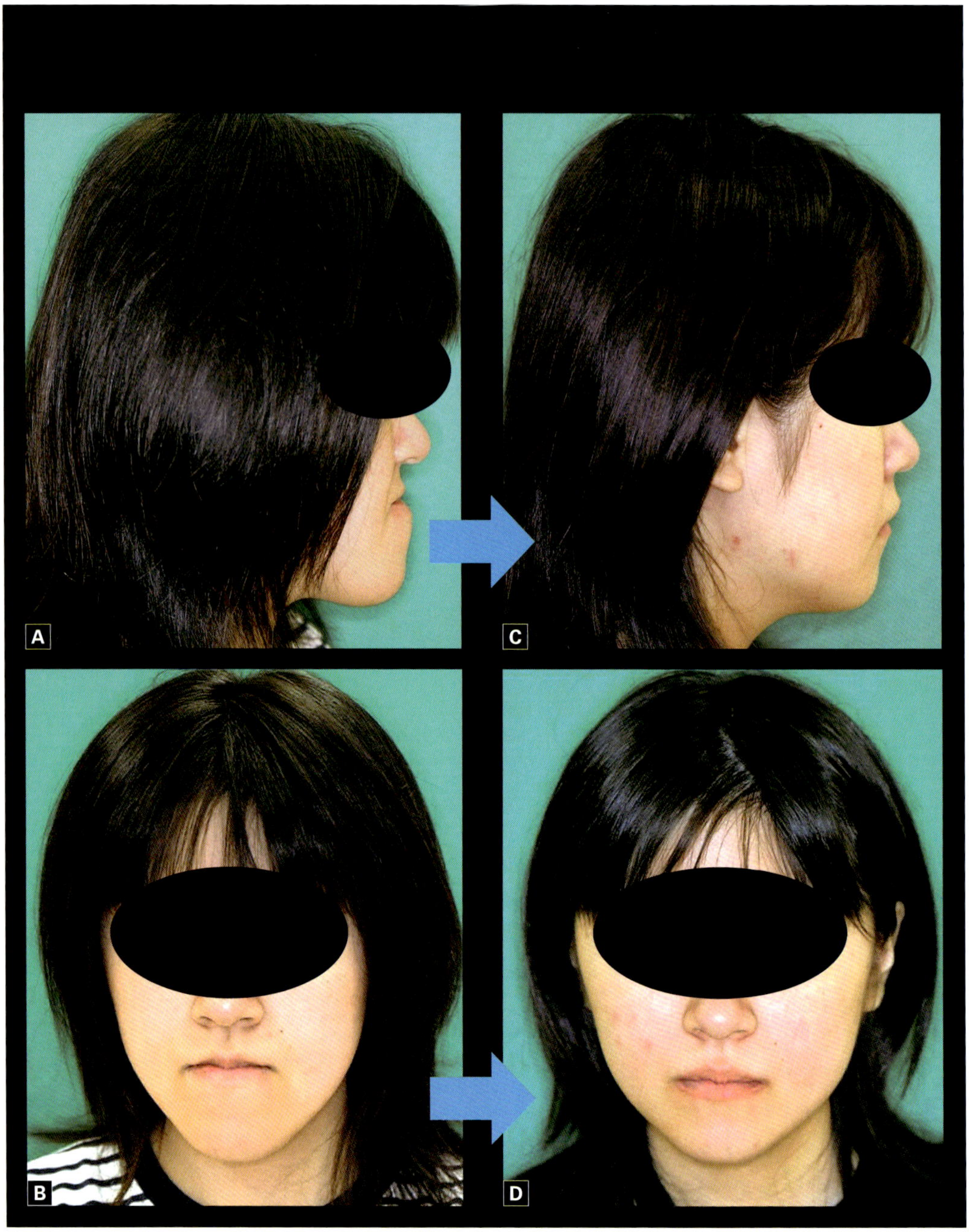

手術前ABに突出していた下あごが後ろに移動され、噛み合わせや顔貌も改善していますCD。

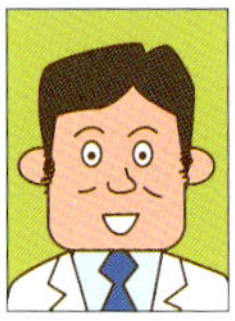

ADVICE　健康保険が適応となる矯正治療です。治療期間は長くかかりますが、長い人生において有意義な治療といえるでしょう。

歯科医院で相談・口腔外科のある総合病院へ

PART 4
歯とそのまわりの病気

1 歯の病気①
むし歯（う蝕・カリエス）

むし歯菌が糖質からつくった酸によって、歯の表面を覆っているエナメル質・象牙質といった歯自体を脱灰して起こる欠損のことです。

毎日3回歯を磨いていたのに！

12歳・女の子のケース　むし歯ができないように、毎日3回、朝ご飯、学校の給食、夕ご飯を食べた後に歯を磨いていました。最近、大好きなチョコレートを受験勉強の後に食べていたら、明らかに歯が痛いのです。次の日にお母さんに歯医者さんに連れて行ってもらいました。やはり、むし歯でした。夜寝る前もしっかり歯磨きをするようにしました。

むし歯とは

どんな病気？　歯は骨の中にある「歯根」と、外にある「歯冠」という部分にわけられます。外にある歯冠は外側から「エナメル質」「象牙質」「歯髄」という部分で構成されています。むし歯とは、口の中の細菌（歯垢、プラーク）が歯の表面にくっついて、糖分を栄養として繁殖し、その際に細菌が産生する酸が歯を溶かす現象です。むし歯は歯の表面のエナメル質（C1）→象牙質（C2）→歯髄（C3）と進行していきます。エナメル質までは痛くありませんが、象牙質までむし歯が達すると冷たいものがしみるようになり、歯髄に達すると激痛となり、夜も眠れないほどになります。このような状態を「歯髄炎」とよびます。＊次ページ参照

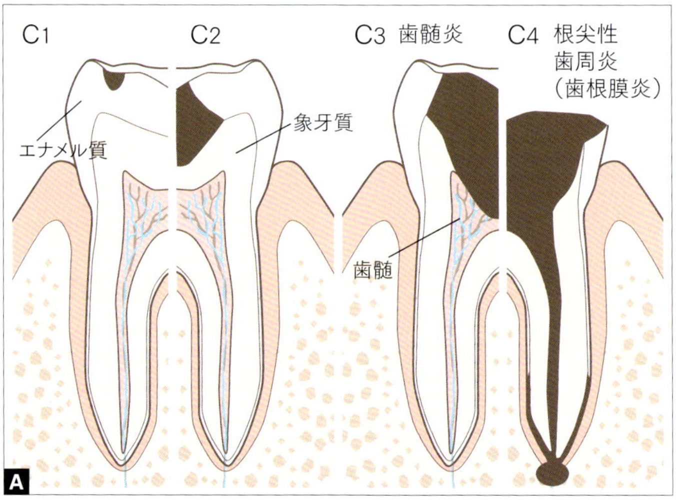

C1：エナメル質が溶けて浅い穴ぼこ（う窩）ができた状態。
C2：むし歯がエナメル質の下の象牙質にまで進行したもの。
C3：むし歯が象牙質も破壊してしまい、歯髄にまで達したもの。
C4：むし歯により歯のほとんどがなくなってしまっただけでなく、歯の根っこまでむし歯に犯されてしまったもの。

治療法は？　むし歯が象牙質まで達しているのであれば、むし歯を取り除き、樹脂や金属でむし歯を補う治療で、痛みはなくなります。

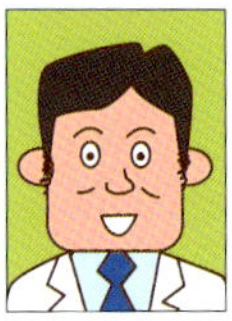

ADVICE　むし歯といっても、細菌が歯髄から歯根の先まで及んだ場合には、感染が骨髄や骨膜に及び、骨髄炎や骨膜炎になることもありますので、できるだけ早く治療をしましょう。

まずは歯科医院へ

2 歯の病気②
歯髄炎

むし歯菌による歯自体の欠損が歯の中にある歯髄(歯の神経)まで及んで、自発的に激しい痛みが出るのが歯髄炎です。

夜中に痛くなってしまっていたら大変

14歳・女の子のケース 甘いものを食べたときに少し奥歯がしみる感じがしていたのですが、クラブ活動が忙しく、歯医者さんに行っていませんでした。夜ご飯を食べていたら、奥歯がズキズキしはじめて、痛くてご飯も食べられなくなりました。夕方だったので、急いで歯医者さんに駆け込んでみてもらったら、神経を取らないといけないといわれ、治療してもらい痛みが取れました。

歯髄炎とは

どんな病気？ むし歯が歯髄(神経)に達して歯髄炎になると、激痛となり、夜も眠れないほどになります。

治療法は？ 歯髄にまでむし歯が達すると、「ズキズキ」とするどい痛みが起こり、鎮痛薬も効かなくなります。このような状態になってしまうと、治療法は歯髄をすっかり取り除き(抜髄)、歯髄を取り除いた空間に人工の材料(根充材)をつめなければなりません(＝根管充填)。これで痛みはしばらく止まりますが、感染した歯髄が治療後に少しでも残っていると歯根の先が炎症して再び痛くなったり(＝根尖性歯周炎)、歯がからからになってしまうため歯根が割れやすくなってしまいます(歯根破折)。歯髄炎になる前にむし歯の治療をすれば歯の寿命は格段に違うといわれています。

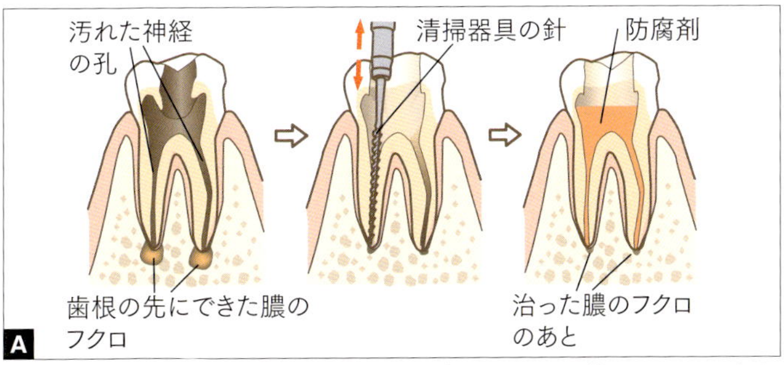

①むし歯で痛んだ歯髄の穴をとおって細菌が歯根の先にうみの袋をつくっています。
②細菌が感染した歯髄を清掃器具できれいにして消毒します。
③完全に歯髄の空洞を消毒したら防腐剤で密封します。

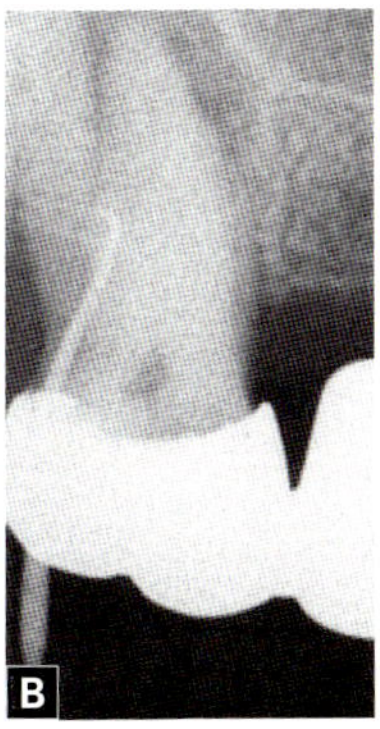

歯髄治療前。

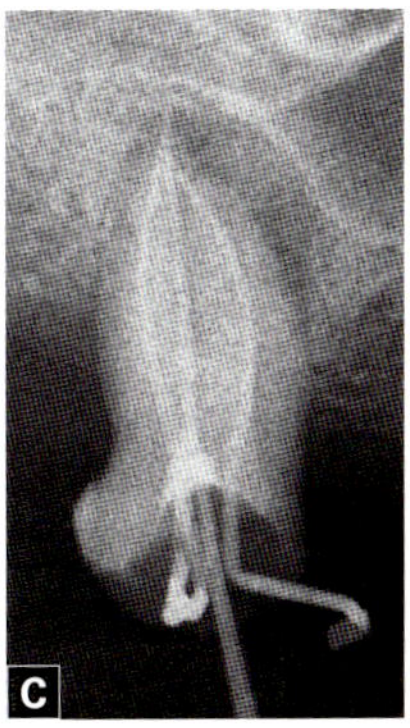

治療(根管充填)直後。

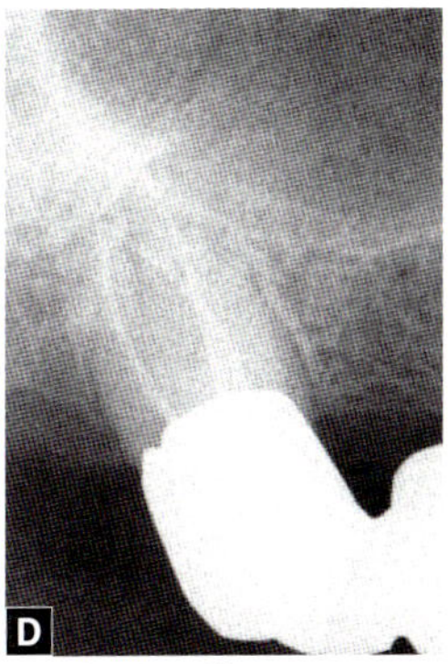

治療(根管充填)後１年。

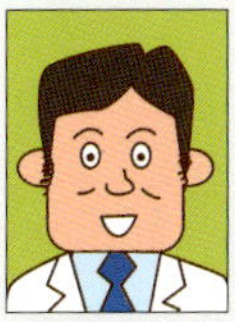

ADVICE むし歯がエナメル質・象牙質を破壊してしまい、歯髄にまで達したものが歯髄炎です。激しい痛みを通りすぎると、歯髄が完全に死んでしまうため一度痛みが消失します。その後、歯髄を通りすぎて歯の外(歯根膜)にまで炎症が広がるので、早めの治療が重要です。

まずは歯科医院へ

3 歯のまわりの病気
歯周病(歯肉炎・歯周炎)

歯周病菌によって歯の周りの歯肉や骨が炎症を起こして、歯の周りの骨が溶けてしまう病気です。進行すると歯がぐらぐらし、歯の周りから膿が出ます。

歯が浮いた感じをほうっておいたら……

55歳・男性のケース　右の奥歯が浮くような感じで噛むと少し痛い感じもありましたが、仕事が忙しくて歯科医院に行けませんでした。あるとき長女と話をしていたら、お父さんの口から膿のようなにおいがするといわれ、ショックですぐ歯科医院へ。歯周病で膿が出ているといわれ、それ以来、メインテナンスに通っています。

歯周病とは?

どんな病気?　歯周病(歯肉炎・歯周炎)は成人のほとんどがかかっている生活習慣病です。「歯槽膿漏」ともよばれており(62ページ参照)、歯ぐきからの膿や出血、腫れを症状とします。原因はプラーク(歯垢)や歯石(プラークが石になったもの)に存在する細菌と、それらがつくり出す物質(毒素)によるものです。

治療法は?　原因であるプラークや歯石などを歯ブラシやスケーラー(歯石を除去する器具)で除去します。歯周病は心筋梗塞や糖尿病とかかわりがあるといわれています。

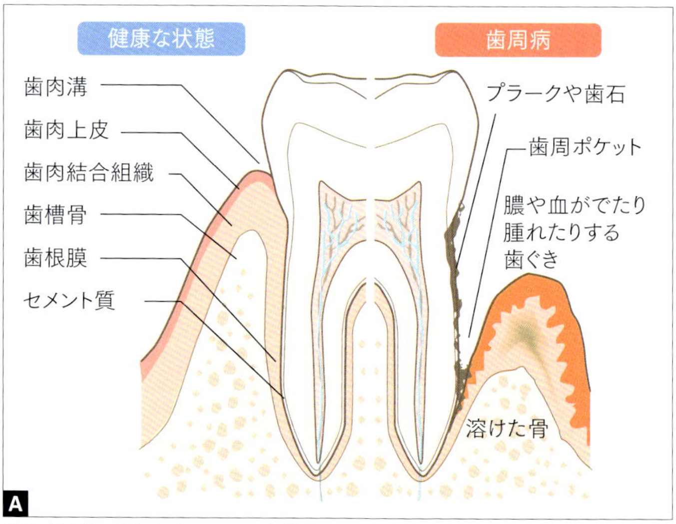

歯周病は歯の周りを支えている歯槽骨という骨が細菌感染によって溶けていく病気です。

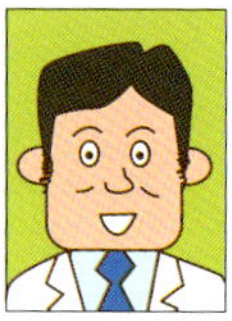

ADVICE　歯周病にはかからないようにする予防がもっとも大切です。歯科医院に2～3か月に一度定期的に受診してメインテナンスすることがもっとも大切です。

まずは歯科医院へ

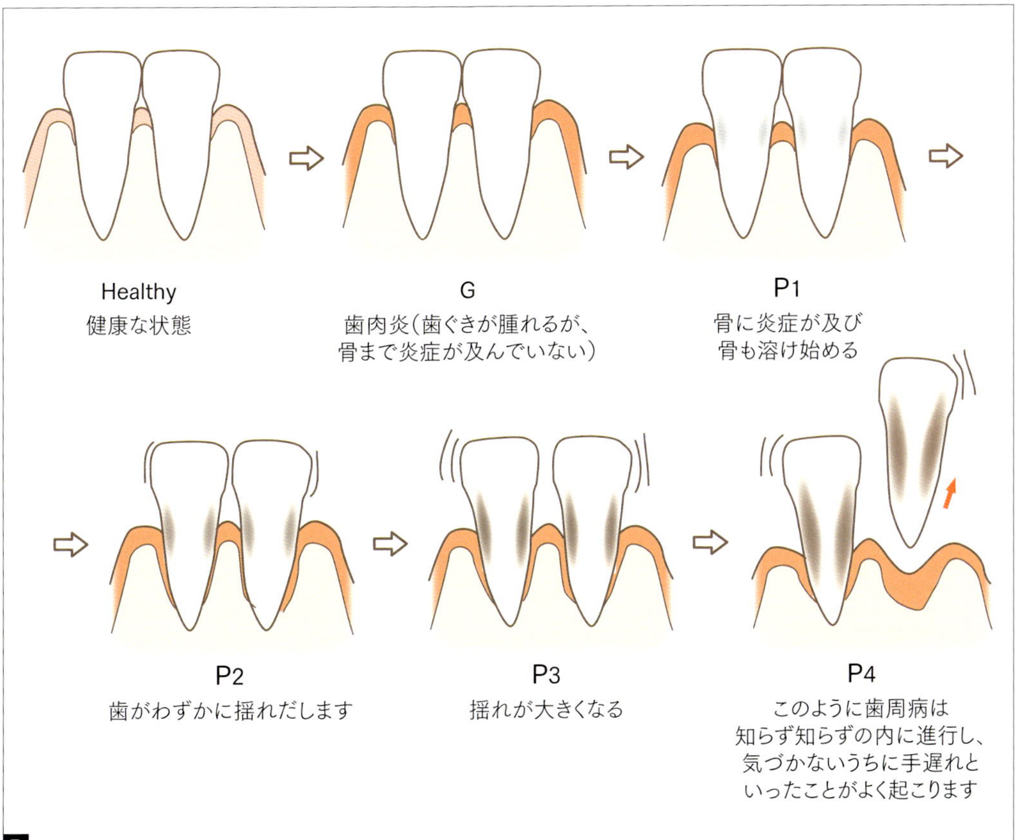
Healthy
健康な状態
G
歯肉炎（歯ぐきが腫れるが、
骨まで炎症が及んでいない）
P1
骨に炎症が及び
骨も溶け始める
P2
歯がわずかに揺れだします
P3
揺れが大きくなる
P4
このように歯周病は
知らず知らずの内に進行し、
気づかないうちに手遅れと
いったことがよく起こります

B

歯周病が進む段階。
G：炎症が、歯ぐきの範囲でおさまっている。
P1：炎症が歯ぐきを突破し、歯槽骨（歯を支えている骨）にまでおよんだ状態。健康な状態では 1 ～ 2 mm のはずの歯肉溝（歯と歯ぐきの間の溝）が正常より深くなり（ 3 mm 程度）、病的な状態（歯周ポケットといいます）になりつつある状態です。
P2：炎症によって溶かされた骨の量がさらに多くなり、歯肉溝も（**P1**より）深く 4 ～ 5 mm になって左右に少し揺れたりすることもある状態。歯が揺れはじめます。歯ぐきからの出血や口臭で気づくことがあります。
P3：歯肉溝が 6 mm 以上の深さに達し、歯磨きに励んだとしても、自力で治すことができず、歯がグラグラと揺れるため、硬いものを噛むとき痛みや違和感を感じます。また、口臭もきつくなります（膿の臭いがします）。
P4：歯を支えている骨がほとんどなく、歯が前後左右、さらに上下にも動いてしまうような状況で、痛くて噛むことができない状態です。ここまで来ると歯を治療して（抜かずに）残す、ということは不可能です。

column　ちょっとひと息⑩

歯周病と全身疾患

歯周病が影響するのは口の中だけではない！？

歯周病は細菌の感染症です。タバコ・ストレス・生活習癖など歯周病を悪化させる因子はさまざまですが、その直接の原因となるのは細菌です。

近年、歯周病と全身疾患の密接な関係が明らかにされてきています。歯周病の原因菌は、口から体内に侵入することで、さまざまな疾患をひき起こすことが知られるようになってきています。

口の健康、そして全身の健康のため、歯周病を予防しましょう。

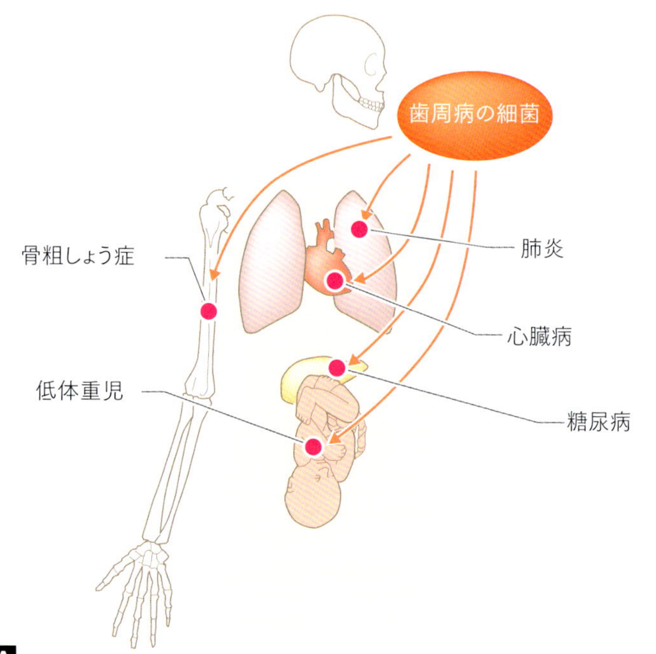

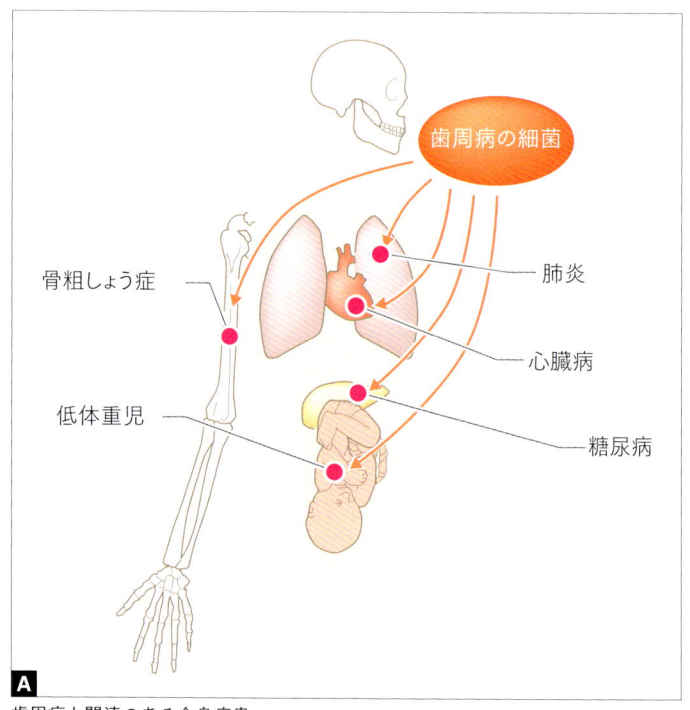

A
歯周病と関連のある全身疾患。

全身疾患と歯周病との関係。

全身疾患	歯周病との関係
糖尿病	糖尿病と歯周病の関係はとくに密接で、①糖尿病があると歯周病が悪くなる、②糖尿病を治療すると歯周病も改善する、③歯周病を治療することで糖尿病が改善する、ことが示されています。
心臓疾患・動脈硬化	歯周病の原因となる細菌やその分泌物が、血流に乗って血管に作用し、動脈硬化を引き起こす原因になることがわかってきています。また、それにより心臓疾患もひき起こすといわれています。
肺炎	誤嚥(食べ物を気管に飲み込んでしまうこと)によって歯周病の細菌が肺に入り、肺炎を引き起こします。
低体重児出産	歯周病になると体内に産生される炎症のもとになる物質が、血流をわたって胎盤に流入して炎症を起こし、早産を引き起こします。

4 歯の金属が原因かもしれない病気 掌《しょう》蹠《せき》膿《のう》疱《ほう》症《しょう》

手掌・足底に多数の膿疱(膿をもつ水泡)が両側に急に出現し、しばらくするとガサガサになります。歯の金属が原因のこともあります。

歯の治療のあとに手がガサガサになるなんて

34歳・女性のケース　1か月ほど前にむし歯の治療のために通っていた歯医者さんで歯のかぶせものを入れてもらいました。何か手に水泡ができ、皮膚がガサガサになってきたので皮膚科に行きました。むし歯治療のことを何気なく先生に話すと、歯科用の金属が原因かもしれないといわれ、歯のかぶせものをレジン(プラスティック)にやりかえてもらいました。そうしたら皮膚の症状も治りました。

掌蹠膿疱症とは？

どんな病気？　歯周病や先ほどの根尖性歯周炎とかかわりのある皮膚の病気に「掌蹠膿疱症」があります。掌蹠膿疱症は手のひら(掌)や足の裏(蹠)に膿のふくろ(膿疱)ができ、しばらくするとガサガサになってしまうものです。原因ははっきりしませんが、歯周病や根尖性歯周炎を治療すると改善した例や、歯科治療の際に入れた金属が原因であるといった例が多く報告されています。「病巣感染」といって体の一部の感染病巣がまったく離れた部位の病気を起こすことがありますが、これが掌蹠膿疱症の原因ともいわれています。

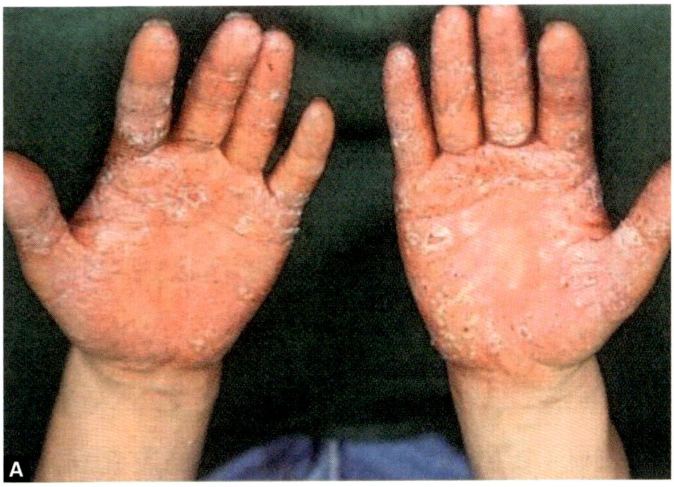

掌蹠膿疱症。

治療法は？　主な治療法には、副腎皮質ホルモン剤(ステロイド)・ワセリン・活性型ビタミンD3などの外用薬や抗生剤を使う方法、ステロイド・抗炎症剤を内服する方法などがあります。歯科治療の際に金属をいれてから発病した場合には、金属アレルギーのテストを行い、アレルギーがあるようであれば、原因となるものを取り除くということで、その金属をはずします。

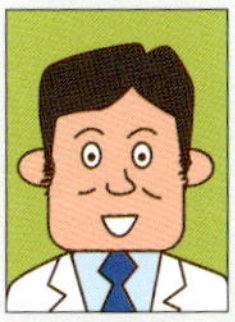

ADVICE　金属アレルギーがある人は、歯科治療の際に入れた金属が原因ということもありますので、そのような場合には歯科医院で相談してください。

まずは歯科医院へ

さくいん

本書の著者の紹介

新谷　悟(しんたに　さとる)

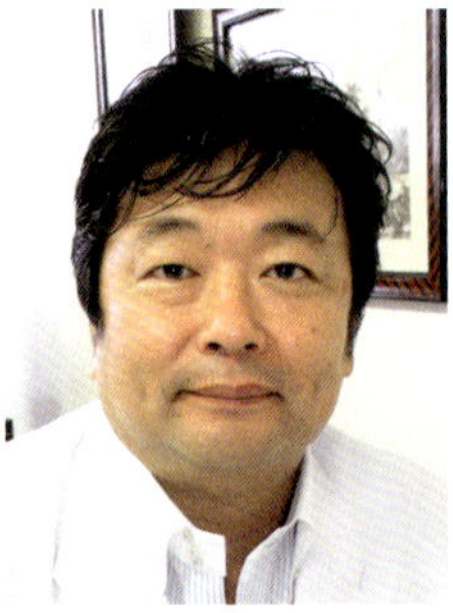

1961年、香川県高松市生まれ。香川県立高松高校卒業後、岡山大学歯学部、大学院に進み、口腔癌の研究で学位(博士)を修得。大学時代に祖母を舌癌で亡くし、口腔癌を治療するために口腔外科医となる。愛知県がんセンター頭頸部外科で故・松浦秀博先生に師事し、手術の研鑽を積む。岡山大学から39歳で愛媛大学医学部助教授に抜擢され、多くの口腔外科の手術を手がける。45歳の若さで昭和大学口腔外科主任教授に就任。優れた治療成績と患者の身になって診療する態度に、患者さんの絶大なる信頼を得ている。よりよい口腔外科治療に情熱を傾ける。

【略歴】

昭和63年３月	岡山大学歯学部　卒業
平成４年３月	岡山大学大学院歯学研究科　修了
平成６年４月	愛知県がんセンター頭頸部外科
平成８年４月	岡山大学歯学部附属病院第２口腔外科
平成９年９月	ハーバード大学歯学部分子病理部門(米国)博士研究員
平成13年１月	愛媛大学医学部歯科口腔外科学講座　助教授
平成16年４月	山口大学医学部非常勤講師
平成18年６月	昭和大学歯学部顎口腔疾患制御外科学講座　主任教授
平成19年２月	中国・井岡山大学客座教授
平成20年８月	カナダ・トロント大学 Faculty Advisor
平成24年４月	昭和大学歯科病院　口腔がんセンター　センター長

現在に至る。

【学会活動など】

日本口腔外科学会　評議員・専門医・指導医
日本口腔科学会　評議員・学術委員
日本癌治療認定医機構　認定医・暫定教育医(口腔外科)
日本癌治療学会　会員、日本癌学会　会員、米国癌学会(American Association for Cancer Research)　会員、
日本口腔腫瘍学会　評議員・口腔癌取扱い規約ワーキンググループ、日本頭頸部癌学会　会員、
日本顎顔面インプラント学会　指導医
International Congress of Oral Implantologists (国際インプラント学会)　Diplomate(指導医)・資格試験委員、
日本歯科薬物療法学会　評議員・治験担当医など

【書籍・TV、ラジオ、新聞】

クインテッセンス出版『開業医だから発見できる口腔がん』(執筆)、日本口腔腫瘍学会『口腔癌取扱い規約』(分担執筆)、がん振興財団『口腔がん』(分担執筆)、飛鳥『口腔内科学』(分担執筆)、他。NHK「試してガッテン」、TBS「カラダのキモチ」、「健康トリプルアンサー」、週刊ポスト、週刊朝日、日本経済新聞　などで出演・執筆。

あなたにもあるかもしれない！　お口の病気がわかる事典
――実は歯医者さんで治療・相談できるんです

2013年7月10日　第1版第1刷発行

著　　者　新谷《しんたに》　悟《さとる》

発 行 人　佐々木　一高

発 行 所　クインテッセンス出版株式会社
東京都文京区本郷3丁目2番6号　〒113-0033
クイントハウスビル　電話 (03)5842-2270(代表)
(03)5842-2272(営業部)
(03)5842-2279(書籍編集部)
web page address　http://www.quint-j.co.jp/

印刷・製本　サン美術印刷株式会社

ISBN978-4-7812-0322-5　C3047

定価はカバーに表示してあります